Aashima Gupta
Prashant Nahar
Nitin Kudyar

Tratamento alternativo do líquen plano oral

Aashima Gupta
Prashant Nahar
Nitin Kudyar

Tratamento alternativo do líquen plano oral

ScienciaScripts

Imprint

Any brand names and product names mentioned in this book are subject to trademark, brand or patent protection and are trademarks or registered trademarks of their respective holders. The use of brand names, product names, common names, trade names, product descriptions etc. even without a particular marking in this work is in no way to be construed to mean that such names may be regarded as unrestricted in respect of trademark and brand protection legislation and could thus be used by anyone.

Cover image: www.ingimage.com

This book is a translation from the original published under ISBN 978-620-2-01341-3.

Publisher:
Sciencia Scripts
is a trademark of
Dodo Books Indian Ocean Ltd. and OmniScriptum S.R.L publishing group

120 High Road, East Finchley, London, N2 9ED, United Kingdom
Str. Armeneasca 28/1, office 1, Chisinau MD-2012, Republic of Moldova, Europe
Printed at: see last page
ISBN: 978-620-7-67562-3

ÍNDICE

INTRODUÇÃO

O líquen plano (do *grego Ieichen, "musgo de árvore"; do latim planus, "plano")* é uma doença inflamatória única e comum que afecta a pele, a membrana mucosa, as unhas e o cabelo.[1]

O nome "líquen plano" foi descrito pela primeira vez pelo médico britânico Erasmus Wilson, que descreveu a doença em 1869. Uma vez que os líquenes são organismos primitivos de algas e fungos simbióticos, pode presumir-se que o aspeto clínico da lesão observada por Wilson fazia lembrar os líquenes que cresciam nas rochas. Embora o termo "líquen plano" sugira uma infeção fúngica plana, as provas actuais sugerem uma doença mucocutânea, mediada por numerosos eventos imunológicos complexos.[2]

O líquen plano (LP) é uma doença papuloescamosa da pele e das membranas mucosas. Na sua apresentação clássica, caracteriza-se por pápulas violáceas pruriginosas, mais frequentemente nas extremidades de adultos de meia-idade. Pode ser acompanhada de envolvimento das mucosas orais e genitais e de envolvimento do cabelo e das unhas. A sua evolução é geralmente auto-limitada a um período de vários meses a anos, mas pode durar indefinidamente.[3]

Do ponto de vista etiológico, esta doença continua a ser um mistério. Embora existam muitas teorias para explicar o LP, a maioria dos dermatologistas acredita que pode ser classificado como uma doença autoimune. O líquen plano é um padrão específico de reatividade cutânea mediada por células a uma variedade de antigénios. Os antigénios variam entre vírus como a hepatite C e a hepatite B, medicamentos e antigénios de contacto. Está também associado a várias doenças como a hepatite crónica ativa, a cirrose biliar primária, a colite ulcerosa e outras doenças cutâneas auto-imunes como a alopecia areata.[3,4]

O líquen plano oral (LPB) é uma doença inflamatória crónica que aparece em cerca de 1-2% da população em geral e é caracterizada por uma evolução clínica com remissões periódicas e reactivações.[5] Em contraste com o líquen plano cutâneo, a forma oral pode persistir até 25 anos. As lesões orais podem coexistir com lesões das membranas mucosas genitais ou com lesões de líquen plano cutâneo. Afecta mais as mulheres do que os homens, numa proporção de 2:3.[6]

Até à data, não existe cura para o OLP ou para a sua contraparte dérmica. O objetivo do tratamento é sempre duplo: (1) alívio dos sintomas e (2) monitorização das alterações displásicas.[7]

O objetivo da atual terapia OLP é eliminar o eritema e a ulceração da mucosa, aliviar os sintomas e reduzir o risco de cancro oral.[8]

DEFINIÇÕES

Em 1869, Erasmus Wilson, um médico inglês, descreveu uma doença dermatológica que se caracterizava por "uma erupção de borbulhas notável pela sua cor, pela sua figura, pela sua estrutura, pelos seus hábitos de desenvolvimento isolado e agregado, pelo seu habitat, pelo seu carácter local e crónico e pela mancha melásmica que deixam atrás de si quando desaparecem".[9]

O líquen plano (do grego *Ieichen*, "musgo de árvore"; do latim *planus*, "plano") é uma doença inflamatória única e comum que afecta a pele, as membranas mucosas, as unhas e o cabelo.[1]

O líquen plano (LP) é uma doença papuloescamosa da pele e das membranas mucosas. Na sua apresentação clássica, caracteriza-se por pápulas violáceas pruriginosas, mais frequentemente nas extremidades de adultos de meia-idade. Pode ser acompanhada de envolvimento das mucosas orais e genitais e de envolvimento do cabelo e das unhas. A sua evolução é geralmente auto-limitada a um período de vários meses a anos, mas pode durar indefinidamente.[3]

Burket descreveu o líquen plano oral como "uma doença mucocutânea inflamatória imunológica comum que varia em aparência de queratótica a eritematosa e ulcerativa".[10]

Sapp JP definiu o líquen plano como "Uma doença cutânea comum na cavidade oral, onde aparece como líquen branco reticular, em placa ou erosivo, com uma resposta proeminente de linfócitos T no tecido conjuntivo imediatamente subjacente".[11]

HISTÓRIA

Há mais de 132 anos, em **1869,** a PL foi descrita pela primeira vez por um médico inglês, **Erasmus Wilson**[9].

As lesões orais no líquen plano foram ainda observadas e descritas por **Unna e Crocker** em **1882,** tendo este último observado lesões brancas e manchas brancas na mucosa bucal e placas simétricas nos lados da língua em vários indivíduos.[9]

Foi **Audry**, em **1894,** que salientou que as lesões orais podiam ocorrer na ausência de lesões cutâneas - até então, as orais eram consideradas apenas um acompanhamento das erupções cutâneas generalizadas.[9]

Em **1895, Louis Frederic Wickham** fez uma descrição clara e pormenorizada das estrias e pontos peculiares encontrados na superfície de uma pápula de líquen plano, que atualmente têm o seu nome e são referidas como "Estrias de Wickham".[3]

Poor, em 1905, descreveu pela primeira vez as lesões vesículo-bolhosas que surgem na mucosa oral como "a formação de 'cavidades' em LP da mucosa, correspondendo em carácter a bolhas subepiteliais e caracterizadas por exsudação dos vasos sanguíneos circundantes"-.[9]

Dubreuilh, em 1906, afirmou que o envolvimento da mucosa oral isolada era mais comum do que o envolvimento da pele sem lesões da mucosa. Também descreveu as características histopatológicas desta doença,[9] que foram mais tarde definidas em pormenor por **Darrier em 1909** e efectuou a biopsia de lesões cutâneas de LP.[3]

Em **1910, H. Hallopeau** relatou um caso de OLP com transformação maligna.[12]

Além disso, as lesões ulcerativas orais foram relatadas por **Milian e Fouquet em 1929,** e a LP atrófica da língua também foi descrita por **Lortat-Jacob** et al no mesmo ano.[13]

Em **1953, H.Gougerot** e **A. Civatte** descreveram a presença de corpos coloidais (corpos de Civatte) no exame microscópico da LP.[12]

EPIDEMIOLOGIA

PREVALÊNCIA:

Embora não estejam disponíveis dados exactos sobre a prevalência na população, o líquen plano parece ser uma doença bastante comum de início na idade adulta e de distribuição mundial.[14]

Líquen plano cutâneo (LP):

Um estudo relatou a prevalência de LP cutâneo na população em geral, que é de 0,8 a 1,2%, com o grupo etário entre os 25 e os 60 anos, não mostra predileção racial ou preferência sexual real e é raro em crianças com uma prevalência de 2-3% de todos os doentes.[15]

Líquen plano oral (OLP):

O LPO é uma condição comum com uma prevalência de 0,1 a 2,2%.[10] e a prevalência global na população mundial é de 0,5-1% e entre os indianos é de 1,5%, sendo mais elevada (3,7%) em pessoas com hábitos orais mistos e mais baixa (0,3%) em não utilizadores de tabaco.[16]

Combinação de líquen plano cutâneo e oral:

A prevalência combinada de ambos, cutâneo e OLP, é de aproximadamente 1% e apenas OLP entre 0,1% e 2%.[17]

DISTRIBUIÇÃO GEOGRÁFICA:

A PL foi registada em doentes de todas as raças, mas é possível que a prevalência seja diferente entre os diferentes grupos raciais. A prevalência entre os negros americanos é de 0,29%, em comparação com 0,1 a 1,0% nos indianos e 0,6% nos húngaros.[18]

IDADE: A idade de ocorrência da PL situa-se geralmente entre os 30 e os 70 anos.[19] Pelo menos dois terços dos casos ocorrem entre os 30 e os 60 anos de idade.[1] E é raro que as crianças sejam afectadas.[16,17]

Nas mulheres, as PLP ocorrem numa década superior à dos homens e, em geral, 35% dos indivíduos têm 50 anos ou mais.

GÉNERO: A distribuição por sexo do LPO tem uma inclinação para o sexo feminino e é claramente uma doença predominante no sexo feminino.[6] O rácio entre mulheres e homens foi de 1,4:1 e 3:2.[16,10,17]

ETIOLOGIA

O líquen plano oral é uma doença inflamatória crónica da mucosa oral, mediada por células T, de etiologia desconhecida.[20] Embora a causa exacta do LPB não seja bem compreendida, a imunidade mediada por células parece desempenhar um papel importante na patogénese do LPB, possivelmente iniciada por factores endógenos ou exógenos em pessoas com uma predisposição genética para o desenvolvimento do LPB.[21]

Vários factores foram implicados na etiologia desta entidade patológica, mas poucos resistiram à análise crítica e as correlações não implicam necessariamente uma causalidade.[22,11]

Estes são:

> Genética	>	Factores psicológicos
> Materiais dentários	>	Hábitos
> Drogas	>	Trauma
> Agentes infecciosos	>	Diabetes e hipertensão
> Imunologia	>	Neoplasias malignas
> Imunodeficiências	>	Doença intestinal
> Alergias alimentares	>	Diversos

!.GENÉTICA:

Foi postulada uma causa genética para a LP com base em relatos de indivíduos com LP familiar.[23] A LP familiar foi definida como "LP que afecta dois ou mais membros da família". Existem poucos relatos de LP familiar, com menos de 100 casos registados na literatura.[23] . A causa do LP familiar é desconhecida. Uma causa infecciosa parece improvável, uma vez que a LP familiar ocorre frequentemente em membros da família que não vivem juntos e apresenta-se em intervalos que variam entre 6 semanas e 30 anos. Além disso, como a PL não é rara, estes casos podem ser meramente coincidentes ou talvez relacionados com um fator ambiental comum, mas não identificado.[23]

2. FACTORES PSICOLÓGICOS:

Duas das condições conhecidas como agentes intermediários que conduzem a muitas disfunções somáticas; o stress e a ansiedade, são os resultados combinados de factores psicológicos e ambientais-sociais, tendo cada um deles um efeito potencial na saúde oral, incluindo o OLP.[24,25]

Um estudo realizado através de um questionário alargado a 197 indivíduos com LPO, revelou que

10% tinham conhecimento de um incidente stressante precipitante no início da doença e 60% acreditavam que a tensão crónica a agravava.[3,26] Em condições que envolvem dor, ansiedade, medo ou danos agudos nos tecidos, o aumento dos níveis de cortisol no sangue é um dos efeitos fisiológicos mais importantes, e os níveis de cortisol salivar estavam elevados nos indivíduos com LPO, o que leva a concluir que esta entidade patológica está intimamente associada ao stress.[27]

3. MATERIAIS DENTÁRIOS:

Há relatos de que o contacto ou a proximidade com restaurações que envolvem amálgamas ou outros materiais provoca algumas reacções liquenóides, ou seja, lesões que clínica e histologicamente se assemelham à LP, mas que têm uma etiologia identificável. Estas reacções são presumivelmente devidas a reacções alérgicas ou tóxicas a compostos libertados ou gerados pelo desgaste, corrosão ou lixiviação.[15]

Restaurações metálicas:

Num estudo de 29 indivíduos com OLP, todos os doentes tinham restaurações de amálgama de prata. Em 27 casos, as lesões eram diretamente adjacentes a lesões, o teste de adesivo para o mercúrio foi positivo em 18 (62%) indivíduos.[28]

Restaurações não metálicas As restaurações de compósito também têm sido implicadas em reacções liquenóides orais.[23] As lesões liquenóides topograficamente relacionadas com restaurações de compósito à base de resina foram observadas em 17 indivíduos. A remissão total ocorreu em quatro indivíduos após a substituição do compósito e a remissão parcial foi observada em cinco indivíduos.[29] **4.DRUGS:**

A possível associação de fármacos com lesões semelhantes ao LP foi registada quando se observou que a quinacrina e a mepacrina, utilizadas como antimaláricos durante a Segunda Guerra Mundial, causavam lesões liquenóides.[15] Desde então, uma grande variedade de fármacos tem sido associada à precipitação de erupções semelhantes ao líquen plano, tendo este fenómeno sido designado por reacções liquenóides a fármacos,[30] e, além disso, pode haver reacções cruzadas entre diferentes fármacos.[18]

Os medicamentos normalmente envolvidos são: AINEs, inibidores da ECA, tiazidas, diuréticos, penicilamina, β-bloqueadores, quinina, quinidina, fenotiazinas, carbamazepina, alopurinol, lítio, lorazepam, cetoconazol, estreptomicina, isoniazida, metopromazina, levopromazina, amifenazol, pirimetamina, levamisol, cinarizina, flumarizina, ouro, cianeto, etc.[15,18,30]

5. AGENTES INFECCIOSOS: Os microrganismos comuns que são considerados agentes causais são as bactérias, os vírus e as espécies de cândida.[3]

Bactérias:-Um autor descreveu a presença de estruturas em forma de bastonete observadas no exame microscópico eletrónico da LP e que se acreditava serem consistentes com bactérias gram-negativas. Mais tarde, outro autor observou uma resposta com a administração de metranidazol oral num doente com LP e amebíase.[3] e um dos estudos recentes também apoia este facto, 49 doentes com LP cutânea e oral concomitantes foram tratados com o mesmo medicamento e apresentaram bons resultados.[31]

Fungos: Num estudo que envolveu 41 indivíduos com LPO e 30 controlos, verificou-se a presença de espécies de Candida nas culturas ou secções histológicas de 46% dos indivíduos. Foi observado um crescimento "moderado-forte" em 29% dos indivíduos com LPO e também em 7% dos controlos. O tratamento local com anfotericina B em 18 indivíduos com cultura fúngica positiva resultou no alívio subjetivo dos sintomas em 89% dos indivíduos e verificou-se uma melhoria clínica em 94%.[32]

Vírus: Os vírus também têm sido implicados na etiologia do LPO. De todos os vírus do herpes, o HSV1, o EBV, o CMV e o HHV 6 foram demonstrados no LPO. O ADN do HSV 1, CMV e HHV 6 foi ocasionalmente encontrado no tecido oral, principalmente em lesões erosivas. No entanto, não existem diferenças significativas na prevalência de imunoglobulina IgG e IgM, anticorpos para CMV ou HHV 6 entre indivíduos com LPO e controlos.[33]

Num estudo de 20 indivíduos com LP erosivo, 13 dos 20 (65%) foram considerados positivos para algum tipo de HPV, predominantemente HPV-11, dando assim indicações de uma associação entre HPV e OLP.[34]

6. IMUNOLOGIA:

A literatura recente está repleta de provas corroborativas de que o mecanismo primário de desenvolvimento de lesões no LP, quer idiopático, quer induzido por fármacos ou relacionado com uma reação enxerto versus hospedeiro, é o da interação imunológica mediada por células T, com células epiteliais basais consideradas estranhas devido a uma antigenicidade de superfície alterada.[35]

Doenças Crónicas do Fígado Imunomediadas:

Nos últimos 15 anos, tem sido sugerida uma associação cada vez mais forte entre o LP e a infeção pelo vírus da hepatite B (VHB), uma vez que os doentes positivos para o antigénio de superfície da hepatite B (HBsAg) podem ter o dobro do risco de desenvolver LP em comparação com os doentes negativos para o HBsAg. Além disso, há relatos de anticorpos anti-HBV em doentes com LP de erupções liquenóides após a administração deHBV

e também foi relatada a associação de LP e carcinoma hepatocelular, uma doença maligna ligada ao HBV/HCV.[36]

Doenças auto-imunes:

A LP tem sido associada a uma série de doenças auto-imunes, nomeadamente a alopecia areata, a dermatomicose, a dermatite herpetiforme, a tiroidite de Hoshimoto, a queratoconjuctivite seca, a xerostomia, a morfeia, a miastenia gravis, o pênfigo foliáceo, o pênfigo vulgar, a anemia perniciosa, a esclerose sistémica, o timoma, o vitiligo, etc. Não se sabe se os doentes com LP são mais propensos a desenvolver estas doenças ou se estas doenças estão de alguma forma etiologicamente relacionadas.[3] No entanto, tipos de HLA como o HLA D8 ou DR3, DR4, tipicamente observados em doenças auto-imunes, não são observados na LP.[28] Além disso, um estudo realizado em 54 doentes com LP e igual número de indivíduos de controlo não revelou qualquer associação acrescida com doenças auto-imunes.[3]

7. IMUNODEFICIÊNCIAS:

A LP cutânea está mais fortemente associada a defeitos da função das células T, como o timoma ou o VIH, do que a imunodeficiências humorais; embora a LP tenha sido observada na hipogamaglobulinemia. O LPO também pode ser observado na doença por VIH,[26] e foram relatados alguns casos de lesões liquenóides em doentes com infeção por VIH, mas a maioria pode estar relacionada com a terapêutica com zidovudina ou cetaconazol.[33]

Não foram registadas alterações consistentes nos níveis séricos de imunoglobulinas no LPO, uma vez que alguns autores encontraram níveis diminuídos de IgM e IgA e outros observaram um aumento de IgA e IgG. No entanto, poucos estudos relataram níveis variados de IgA, IgG, IgM, IgE e IgD, e níveis séricos normais de componentes do complemento também foram relatados por outros.[15]

8. ALERGIAS ALIMENTARES: Foi demonstrado que uma pequena minoria de doentes com LPO e lesões liquenóides reagem a determinados alimentos. Os autores de um estudo realizado em 1988 referiram que as gomas de mascar aromatizadas com aldeídos de canela podem provocar lesões liquenóides da mucosa oral.[15]

9. HÁBITOS:

Os hábitos orais adversos, como mastigar tabaco ou fumar, têm sido relacionados com a etiologia do LPO e, embora alguns estudos tenham apoiado esta hipótese, outros não o fizeram. Num estudo, foram estudados os hábitos tabágicos de 611 doentes com LPO. 46% eram fumadores diários, 4% eram fumadores ocasionais e 50% eram não fumadores. Os fumadores apresentaram uma prevalência significativamente baixa de lesões de tipo reticular e atrófico e uma prevalência significativamente mais elevada de lesões de tipo placa. Foi sugerido que as lesões originais do tipo reticular ou atrófico podem ser alteradas para o tipo placa sob a influência do tabagismo, ou que estas lesões podem ser consideradas como leucoplasias, que foram impostas à mucosa oral afetada pela LP.[37]

10. TRAUMA:

O trauma em si não foi citado como um fator etiológico da PL, embora possa ser o mecanismo pelo qual outros factores etiológicos exercem os seus efeitos.[15] Tem sido associada a irritação crónica devido ao fenómeno de **Koebner**. **O fenómeno de Koebner ou resposta isomórfica** é uma ocorrência comum na PL e desenvolve-se em áreas previamente sujeitas a algum tipo de trauma. Quase qualquer tipo de irritante, por exemplo, queimaduras, lacerações, fricção ou luz UV, pode provocar a resposta isomórfica. A koebnerização é mais frequentemente observada quando a doença de um indivíduo está instável ou numa fase aguda de exacerbação.[3]

11. DIABETES E HIPERTENSÃO:

O LPO tem sido associado à diabetes mellitus e à hipertensão.[38] Uma possível associação entre o LPO e a diabetes mellitus acompanhada de hipertensão vascular foi proposta pela primeira vez por Grinspan et al e foi denominada síndrome de Grinspan por Grupper e Avrif[39] . Um outro estudo concluiu que a prevalência de LPO em indivíduos com diabetes mellitus de tipo I era de 5,76%, em indivíduos com diabetes mellitus de tipo II de 2,83% e de 1,82% em controlos. Esta elevada prevalência de LPO na diabetes mellitus tipo I e o facto de a diabetes tipo I e o LPO serem caracterizados por fenómenos auto-imunes e respostas das células T, respetivamente, sugere que o sistema imunitário pode desempenhar um papel no aparecimento de LPO em indivíduos com diabetes mellitus tipo I.[40]

A síndrome de Grinspans foi originalmente descrita como uma tríade de condições, nomeadamente hipertensão vascular essencial, diabetes mellitus e LP da mucosa oral. No entanto, parece não ter sido elucidada qualquer inter-relação direta entre os três factores.[38]

A hipertensão arterial, quando avaliada na LP, aparece como uma variável independente, não tendo sido encontrada correlação significativa.[15]

12. NEOPLASIAS MALIGNAS:

O líquen plano, geralmente as variantes vesiculo-bolhosas, especialmente o líquen plano pemfigoide, tem sido associado a doenças malignas subjacentes. Foi relatado em indivíduos com cancro do estômago, cancro da mama, linfossarcoma, carcinoma de células reticulares, neuroblastoma, craniofaringioma, adenocrcinoma metastático, neoplasia maligna pararenal, sarcoma retroperitoneal, tumor de Castleman, síndrome não-Hodgkin, etc.[3,15] Foi encontrado um adenoma hipofisário num indivíduo de 50 anos com LP bolhoso. Um autor relatou um caso em que a PL coincidiu temporalmente com um fibrohistiocitoma maligno. Também foi descrita a associação da PL com timoma e com paraproteinemia monoclonal IgA kappa.[3] Nalgumas ocasiões, as lesões imitam clinicamente o pênfigo paraneoplásico.[15]

13. DOENÇA DO BOWEL:

Existe uma ligação potencial, mas inexplicada, entre a PL e a doença gastrointestinal. Foram registados níveis anormais de enzimas hepáticas em 7-52% dos indivíduos com LP.[3] Para além dos distúrbios hepáticos, a LP também tem sido associada à colite ulcerosa, à doença celíaca e à doença de Crohn[15]

14. DIVERSOS:

A LP tem sido ocasionalmente associada a outras doenças, incluindo psoríase, líquen escleroso, urolitíase, agentes utilizados no tratamento de cálculos biliares, glomerulonefrite mesangioproliferativa, eritema disforme, síndrome de Turner com endocrinopatias, deficiências de ferro ou folato, diminuição da G6PD eritrocitária, hiperidrose compensatória da cabeça e do pescoço e um aumento da prevalência do grupo sanguíneo tipo "O".[15]

No entanto, nem todos os investigadores concordam que a LP está associada a outras doenças sistémicas de uma forma mais do que fortuita e a maioria dos estudos não encontrou uma ligação consistente entre a LP e estas doenças sistémicas.[3]

PATOGENESE

Embora a causa da LP seja desconhecida, considera-se geralmente que se trata de um processo imunologicamente mediado que, microscopicamente, se assemelha a uma reação de hipersensibilidade.[83] Os dados actuais sugerem que o LPB é uma doença autoimune mediada por células T em que as células T CD8+ auto-citotóxicas desencadeiam a apoptose das células epiteliais orais.[8]

O mecanismo da doença parece envolver várias etapas que podem ser descritas da seguinte forma:[41]

Estímulo antigénico: Exógeno/Endogénico

Libertação focal de citocinas reguladoras

{Células de Langerhans e Fator XIIIa Os dendrócitos aumentam}

(Associado a um desafio antigénico)

Regulação positiva das moléculas de adesão vascular pelo endotélio{ICAM, ELAM, VCAM}

(Induzida por macrófagos residentes, células de Langerhans e dendrócitos)

Recrutamento e retenção de linfócitos T

(Através de receptores de linfócitos para moléculas de adesão endotelial)

Os queratinócitos basais neoexpressam ICAM e os linfócitos fixam-se

(Através de receptores de linfócitos para ICAM

I

Os queratinócitos basais sofrem apoptose

(Mediada por receptores de linfócitos ICAM)

Hiperqueratose

Redução da descamação dos queratinócitos e aumento da adesão à membrana

{No local do estímulo antigénico}

LICHEN PLANUS

O fator que inicia a LP ou o antigénio da LP é desconhecido.[41] Existe a hipótese de os queratinócitos expressarem um antigénio de LP, que é expresso ou desmascarado no local da futura lesão por fármacos, alergénios em materiais de restauração, trauma mecânico, produtos virais e bacterianos ou um agente não identificado. A natureza do antigénio é desconhecida, embora possa ser um peptídeo próprio, o que torna a LP uma doença autoimune. Pensa-se que o antigénio da LP é expresso apenas no local da lesão, ou seja, a distribuição clínica da lesão de LP é determinada pela distribuição do antigénio da LP.[8]

As proteínas de choque térmico (HSPs) são uma classe altamente conservadora de proteínas celulares protectoras que são produzidas sob vários desafios ambientais e têm sido implicadas como estímulo antigénico nas doenças auto-imunes, incluindo a LP. Pensa-se que as células T, que expressam receptores $\gamma\delta$, conhecidas como células T $\gamma\delta$, e que constituem cerca de 1-2% das células T no sangue e no tecido linfoide, estão relacionadas com reacções imunitárias a HSPs autólogas.[42]

As HSPs representam proteínas antigénicas que podem estar potencialmente envolvidas na iniciação ou persistência da resposta linfocítica do LP. Acredita-se que, se as HSPs dos queratinócitos basais forem alvo antigénico de uma resposta imunitária mediada por células T (possivelmente células T $\gamma\delta$), a regulação positiva destas proteínas deverá ser evidente nas secções de tecido.[42] e a expressão não regulada de HSPs pelos queratinócitos in situ e a reatividade das HSPs às células T lesionais do LPO in vitro foram observadas. Assim, esta regulação positiva pode ser a via final comum que liga uma variedade de agentes exógenos, discutidos anteriormente, na patogénese do LPO. Além disso, as HSPs expressas pelos queratinócitos orais do LPO podem ser auto-antigénicas. Estes queratinócitos com antigénios, conhecidos como células apresentadoras de antigénios (APC), devem ser submetidos a um processo de diferenciação terminal denominado maturação para estimular uma resposta das células T. Os estímulos para a maturação das APC incluem trauma mecânico, vários produtos químicos e alergénios, bloqueadores de canais iónicos, ARN viral, lipopolissacárido bacteriano e HSPs.[8]

A atração de linfócitos para um determinado local exigiria a regulação positiva mediada por citocinas das moléculas de adesão nas células endoteliais e a expressão concomitante de moléculas receptoras pelos linfócitos circulantes. A maturação das APC provoca a libertação de citocinas como o TNF-α, a IL-I e o interferão-γ. Estas citocinas regulam a expressão aumentada de moléculas de adesão vascular como ELAM-1, ICAM-I e VCAM-I pelas células endoteliais nos vasos subepiteliais e linfócitos com receptores recíprocos, nomeadamente L-selectina, LFA-1 e VLA 4. Esta regulação positiva provoca a retenção de células T, especialmente células CD8+, na submucosa.[33,85] As células T parecem mediar a citotoxicidade para os queratinócitos, conduzindo à morte celular basal através do desencadeamento da apoptose.[85] O mecanismo utilizado pelas células T citotóxicas CD8+ para despoletar a apoptose dos queratinócitos é desconhecido. Os possíveis mecanismos incluem:[8,41]

^ Ligação do TNF-α segregado pelas células T ao recetor TNF-a R1 na superfície dos queratinócitos.

^ Ligação do CD95L (ligando Fas) da superfície das células T ao CD95 (Fas) na superfície dos queratinócitos.

^   A granzima B segregada pelas células T entra no queratinócito através de poros de membrana induzidos pela perforina.

^   Ligação da molécula recetora de células T LFA-1 aos queratinócitos que expressam a molécula de adesão vascular ICAM 1.

Todos estes mecanismos podem ativar a cascata de caspase dos queratinócitos, resultando na apoptose dos queratinócitos,[8] o que leva à hiperqueratose devido à redução da descamação dos queratinócitos secundária a uma maior adesão à membrana.[41]

A apoptose é frequentemente encontrada em lesões de LPO, mas as vias que levam à apoptose são desconhecidas. Um estudo centrou-se na análise da expressão da cascata que é essencial para a apoptose e a expressão das caspases 2, 3, 8, 9 e 12 foi estudada em 70 amostras de biopsia de LPO atrófico. Neste estudo, verificou-se que a expressão da caspase-2 estava presente em todas as amostras e que > 70% das células epiteliais eram positivas em 33% das lesões. Mais de 70% das células epiteliais expressaram caspase-12 em 84% das amostras. A elevada frequência dos marcadores das vias de apoptose intrínseca caspases 2 e 12 indica stress intracelular nas células epiteliais atróficas do LPO.[42]

CARACTERÍSTICAS CLÍNICAS

O líquen plano é uma doença inflamatória crónica mucocutânea bastante comum, que afecta o epitélio escamoso estratificado, observada em 0,02 a cerca de 4% dos indivíduos, dependendo da população estudada. É geralmente uma doença da meia-idade e dos idosos, sendo rara em crianças, e afecta ambos os sexos, embora alguns inquéritos ocasionais tenham sugerido uma predominância masculina, a grande maioria, de vários países diferentes, revelou que cerca de 60 a 65% dos indivíduos são do sexo feminino.[15,18,43,44,45]

O líquen plano pode envolver apenas a pele, apenas a membrana mucosa ou a pele e a membrana mucosa em conjunto. 40% das lesões ocorrem tanto na superfície oral como na cutânea, 35% ocorrem na superfície cutânea e 25% ocorrem apenas na mucosa.[7]

LÍQUEN PLANO ORAL (OLP)

O LP pode afetar a mucosa oral isoladamente ou em conjunto com lesões cutâneas. Em 40-50% dos indivíduos, o envolvimento oral ocorre concomitantemente com o envolvimento dérmico, enquanto 25% dos indivíduos apenas apresentam envolvimento oral[7] O LP oral apresenta-se em 70-77% dos indivíduos dermatológicos e, nos indivíduos que frequentam clínicas de medicina oral, até 44% apresentam envolvimento cutâneo.[18]

A forma reticular do LPO tem o melhor prognóstico, porque a remissão espontânea ocorre em cerca de 40% dos indivíduos. A duração média registada do LPO é de 5 anos, mas a forma erosiva da doença pode persistir até 15 a 20 anos.[7]

O LPO pode apresentar-se em qualquer parte da cavidade oral. A mucosa bucal, a língua e a gengiva são os locais mais comuns, enquanto as lesões palatinas são pouco frequentes. São normalmente lesões simétricas e bilaterais, ou múltiplas lesões na boca, embora também se observem lesões unilaterais.[6] Os indivíduos com LPO são frequentemente assintomáticos, apenas cerca de 65% apresentam desconforto e 35% ou mais são totalmente assintomáticos.[18] A maioria dos indivíduos com LPO sintomático está associada a lesões atróficas ou erosivas. Os sintomas variam desde a sensibilidade da mucosa e sensação de ardor até à dor debilitante grave e contínua, que frequentemente piora com o consumo de determinados alimentos e a utilização de determinados produtos de higiene oral.[7,8]

Em coortes referidas de indivíduos com LPO, os indivíduos com lesões atróficas e ulcerativas erosivas constituem frequentemente uma maior proporção do indivíduo, sendo que as lesões atróficas representam 5 a 44% e as lesões ulcerativas erosivas representam 9 a 46% dos indivíduos.[15]

Os vários autores classificaram o OLP em várias formas clínicas, como se segue:[46]

AUTORES	CLASSIFICAÇÃO
Andreasen (1968)	Reticular, papular, em placa, atrófica, ulcerativa e bolhosa.
Axell (1987)	Formas brancas : Papular, reticular, em placa
	Formas vermelhas : Atrófica, ulcerosa, bolhosa
Silverman (1985)	Reticular (queratótico tipo rendilhado)
	Atrófica (queratósica reticular e eritema)
	Erosivo (ulcerativo e atrófico)
Silverman (1991)	Reticular
	Atrófica (queratose reticular com uma mucosa eritematosa)
	Erosivo (Reticular e atrófico com ulceração da mucosa)
Começou - Sebastião (1992)	Grupo 1 : Lesões exclusivamente brancas
	Grupo 2: Lesão atrófica e/ou ulcerativa com ou sem lesão reticular
Eisen (2002)	Reticular (linha branca, placa e pápulas)
	Atrófica ou eritematosa
	Erosivo (ulceração e bolhas)

LP RETICULAR:

A forma reticular é a mais comum, caracterizada por finas linhas brancas ou estrias. As estrias podem formar uma rede ou rendas ou uma aparência reticular e anular, conhecida como estrias de Wickham ou rendas de Honiton. Este padrão arqueado de lesões brancas pode ocorrer numa mucosa eritematosa ou não eritematosa.[7,18] As estrias apresentam frequentemente uma zona eritematosa periférica, que reflecte a inflamação subepitelial. Os indivíduos com LP reticular raramente apresentam sintomas, desconhecendo frequentemente a sua condição quando esta é detectada por um profissional de saúde dentária. A lesão ocorre bilateralmente e num padrão simétrico, e o local mais comum é a mucosa bucal, seguida do vestíbulo bucal, língua, gengiva e lábios.[7]

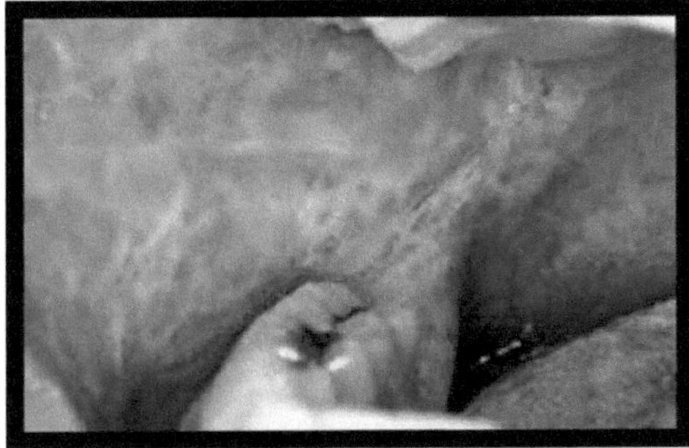

(TIPO RETICULAR DE LÍQUEN PLANO NA MUCOSA BUCAL)

TIPO PAPULAR: São pequenas lesões elevadas esbranquiçadas de 0,5 a 1 mm. Apresentam-se habitualmente na fase inicial da doença e, na maioria das vezes, misturam-se com a forma reticular. Por vezes, os elementos papulares fundem-se com as estrias como parte da evolução natural ou podem fundir-se para formar lesões maiores.[47] . É raro observar-se e, como as lesões são pequenas, é possível não as ver durante o exame de rotina.[6]

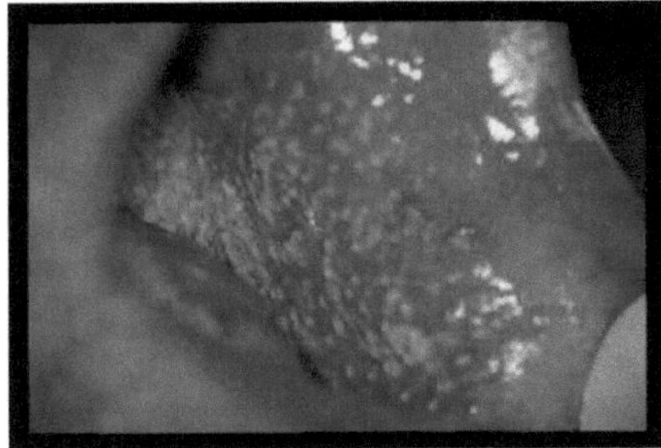

(TIPO PAPULAR DE LÍQUEN PLANO OBSERVADO NA MUCOSA BUCAL)

TIPO DE PLACA:

Estas lesões ocorrem como placas homogéneas esbranquiçadas bem demarcadas, frequentemente, mas nem sempre, rodeadas por estrias. São clinicamente muito semelhantes à leucoplasia homogénea. A diferença entre estes dois distúrbios da mucosa é a presença simultânea de estruturas reticulares ou papulares no caso de uma placa como o LPO. Podem variar de uma forma ligeiramente elevada a lisa e plana a ligeiramente irregular.[6,41]-[47]

A lesão pode ser multifocal e o local primário das manifestações é o dorso da língua e a mucosa bucal.[6,41] É significativamente mais comum em mastigadores de tabaco e fumadores. Tal como a forma reticular e papular, a maioria dos indivíduos não tem consciência da presença das lesões e estas podem ser descobertas acidentalmente durante o exame clínico de rotina.[6]

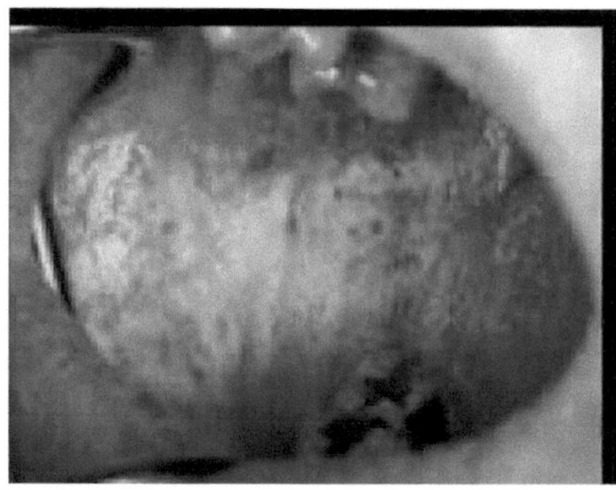

(TIPO DE PLACA DE LÍQUEN PLANO OBSERVADA NA MUCOSA BUCAL)

TIPO ATRÓFICO:

A forma eritematosa ou atrófica do LP apresenta-se como uma área vermelha homogénea difusa, ou manchas eritroplásicas, com estrias brancas finas à volta da lesão, que irradiam perifericamente e são normalmente evidentes nas margens da zona atrófica da lesão.[6] [18] [41] Pode ser observada em conjunto com a variante reticular ou erosiva.

A gengiva anexa está normalmente envolvida nesta forma de LP - e a condição é referida como "gengivite descamativa crónica". A gengiva envolvida apresenta uma distribuição simétrica e irregular nos quatro quadrantes; no entanto, a gengiva lingual está normalmente menos gravemente envolvida. Os indivíduos queixam-se frequentemente de sensação de ardor, sensibilidade e desconforto generalizado, especialmente quando em contacto com determinados alimentos.[6] [41]

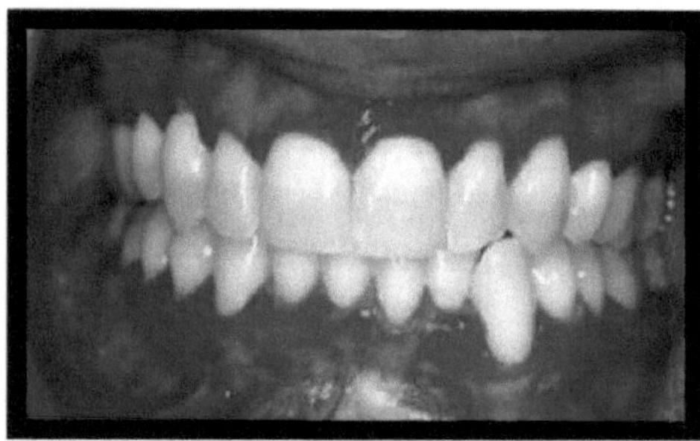

(LÍQUEN PLANO ATRÓFICO OBSERVADO NA GENGIVA ANEXA)

TIPO EROSIVO:

A PL erosiva aparece mais frequentemente como uma mistura de mucosa intensamente eritematosa com grandes áreas de ulcerações de forma irregular - com pseudomembrana amarela. Muitas vezes, após um exame cuidadoso, a junção da mucosa vermelha com a mucosa normal apresenta finas estrias brancas radiantes. O grau de atrofia, eritema e ulcerações centrais pode variar de lesão para

18

lesão[7] . O processo é bastante dinâmico, observando-se um padrão variável de semana para semana.[41]

A lesão afecta principalmente a mucosa lingual e bucal, e o envolvimento gengival dá origem a gengivite descamativa.[18]

A lesão assemelha-se muito às do penfigoide, do pênfigo ou do lúpus eritematoso e, de facto, existe ocasionalmente a coexistência de mais do que uma doença.[18] É dolorosa, especialmente quando a pseudomembrana da placa fibrosa é perturbada.[6]

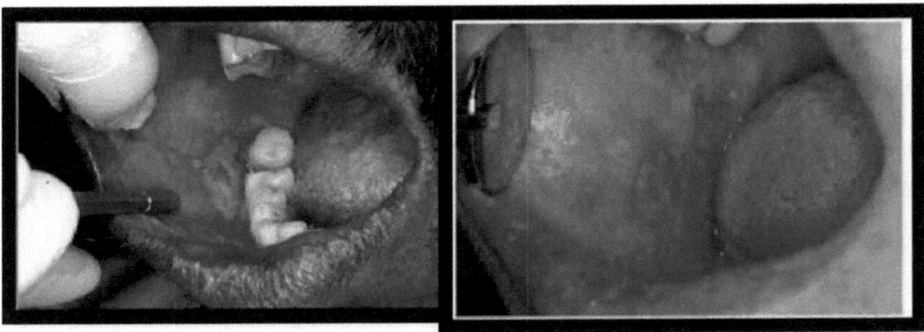

(LÍQUEN PLANO EROSIVO NA MUCOSA BUCAL)

FORMA BULOSA:

A variante bolhosa é uma forma raramente encontrada de OLP. As vesículas e bolhas variam de alguns milímetros a vários centímetros de diâmetro. Estas bolhas são geralmente de curta duração e a sua rutura deixa uma úlcera dolorosa.[41]

As lesões são geralmente observadas na mucosa bucal, especialmente na região posterior e inferior adjacente aos 2nd e 3rd molares e são menos comuns na língua, gengiva e aspeto interno dos lábios. Áreas queratóticas reticulares ou estriadas devem ser observadas com esta forma de

OLP[41] As lesões persistem normalmente durante muitos anos com períodos de exacerbação e de quiescência. A exacerbação tem sido associada a períodos de stress psicológico e ansiedade, uma correlação previsível com uma doença que está relacionada com um desequilíbrio do sistema imunitário.[8]

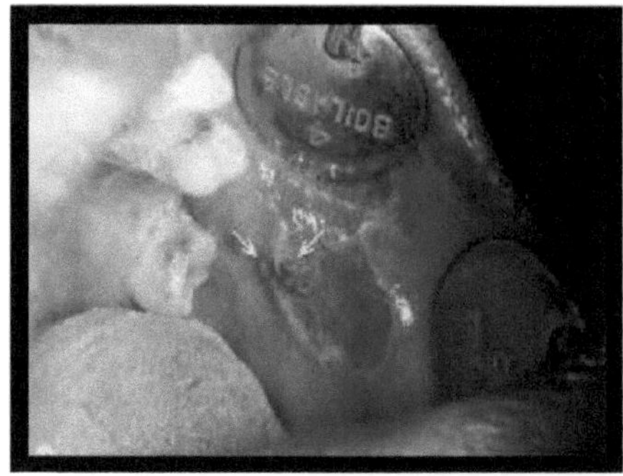

(TIPO BOLHOSO DE LÍQUEN PLANO OBSERVADO NA MUCOSA BUCAL)

LP CUTÂNEO:

O LP cutâneo consiste em pápulas ligeiramente eritematosas a violáceas, pequenas, angulosas e planas, com apenas alguns milímetros de diâmetro, assumindo ocasionalmente uma forma poligonal.[3] Podem ser discretas ou coalescer gradualmente em placas maiores, cada uma delas coberta por uma fina escama brilhante. As pápulas são nitidamente demarcadas da pele circundante. No início da doença, as lesões parecem vermelhas, mas rapidamente adquirem uma tonalidade vermelho-púrpura ou violácea. Mais tarde, desenvolve-se uma cor castanha suja. O centro da pápula pode estar ligeiramente umbilicado. A sua superfície está coberta por linhas ou pontuações brancas acinzentadas muito finas e características, que estão presentes em muitas pápulas; são as chamadas estrias de Wickham.[3,18]

As lesões podem ocorrer em qualquer parte da superfície da pele, mas normalmente distribuem-se num padrão bilateralmente simétrico, mais frequentemente nos aspectos flexores do punho e antebraços, aspectos extensores da parte inferior das pernas, aspeto interno dos joelhos e coxas, a pele da parte central inferior das costas e da fenda natal e o tronco, especialmente as áreas sacrais. A face não é frequentemente afetada. Vinte por cento das pessoas afectadas são assintomáticas.[3,8,18]

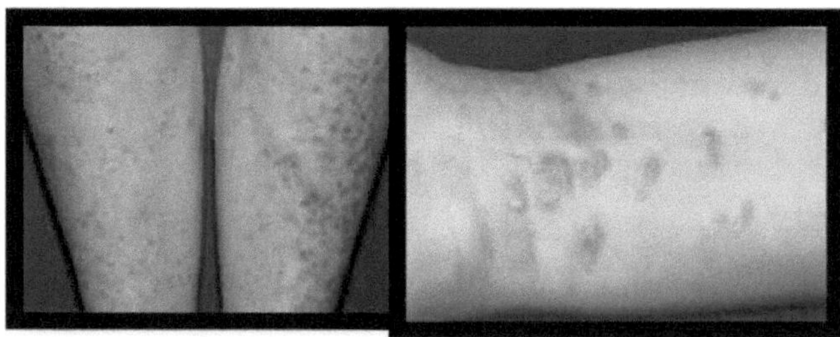

(TIPO CUTÂNEO DE LÍQUEN PLANO)

LPP ACTÍNICA:

A LP actínica foi descrita pela primeira vez por Niles em 1941 e é também conhecida como LP

20

subtropicus, LP tropicus, erupção liquenoide actínica de verão, LP atrophicus annularis, LP actinicus e melanodermatose liquenoide. Parece existir uma variação geográfica acentuada, com uma predileção pelos países do Médio Oriente. É observada mais frequentemente em mulheres jovens, trabalhadores e trabalhadores ao ar livre. O início ocorre principalmente na primavera e no verão, com remissão no outono e no inverno.[3,48]

As lesões desenvolvem-se normalmente na pele exposta ao sol, como o dorso dos braços e das mãos, na testa, na face e no pescoço. Geralmente, o couro cabeludo e as unhas são poupados. A prurido está ausente ou é mínimo, e as lesões aparecem como pápulas hiperpigmentadas, violáceas a castanho-azuladas, com margens bem definidas. A descamação não é evidente.[15]

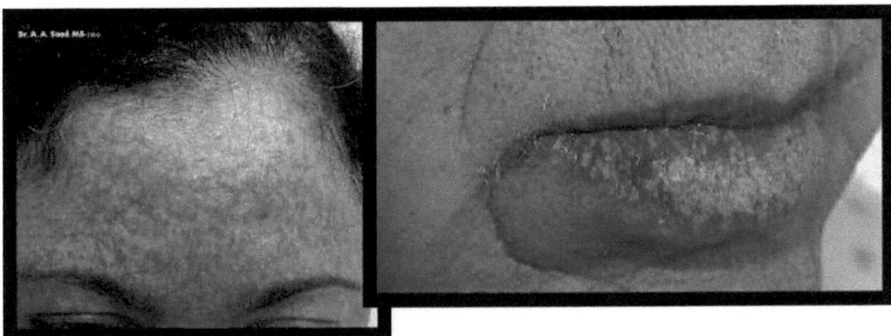

(LÍQUEN PLANO ACTÍNICO)

LP HIPERTRÓFICA:

A presença de lesões espessadas, hipertróficas e intensamente pruriginosas na face anterior das pernas é típica da LP hipertrófica. A cor das lesões pode variar entre o púrpura e o cinzento ou preto. As lesões podem ser isoladas ou múltiplas e tornar-se confluentes, cobrindo toda a área da tíbia.[3,15]

POTENCIAL MALIGNO

Desde o primeiro relato, em 1910, de um cancro gengival diagnosticado num indivíduo com LPO, foi publicado um grande número de casos semelhantes, que inclui desde relatos de casos isolados a grandes estudos de acompanhamento. [49]Atualmente, a Organização Mundial de Saúde (OMS) classifica o LPO (erosivo/atrófico) como uma doença potencialmente maligna.[50]

Assim, a melhor forma de estabelecer um diagnóstico putativo de LP como lesão ou condição pré-cancerosa seria um estudo de acompanhamento prospetivo a longo prazo (pelo menos 5 anos) que envolvesse grandes grupos (alguns milhares, pelo menos) de indivíduos com LP e controlos normais saudáveis, incluindo fumadores e não fumadores. No entanto, infelizmente, não existe um estudo deste tipo, pelo que os melhores dados disponíveis provêm de estudos de incidência retrospectivos.[49]

Nos estudos retrospectivos, a frequência relatada de alterações malignas no LPO é de 0 a 5,3%, com um período de seguimento de 0 a 26 anos, e nos estudos prospectivos é de 0,4 a 6,25% com um período de seguimento de 0,5 a 26 anos. No entanto, estes estudos são bastante heterogéneos e diferem em termos de fonte de dados, critérios de inclusão, duração do acompanhamento, conceção e distribuição geográfica.[49]

Risco pré-maligno:

Alguns estudos sobre o LPO referem que este pode evoluir para carcinoma de células escamosas (CEC) no local da alteração liquenoide. Krutchkoff e Eisenberg cunharam o termo displasia liquenoide para descrever lesões que se assemelham ao LPO, mas que são displásicas. Assim, é preciso ter em mente que o termo displasia liquenoide define uma "entidade" apenas com base em achados microscópicos limitados à área da qual a amostra de biópsia foi retirada.

Infelizmente, até à data, os dados relativos aos factores de risco relacionados com a transformação maligna do OLP são limitados.[51]

Factores responsáveis pela transformação maligna:

É possível que o aumento do risco de cancro oral em indivíduos com LPO se deva ao facto de a mucosa oral afetada por LPO poder estar comprometida ao ponto de ser mais sensível aos agentes mutagénicos exógenos do tabaco, do álcool, da betel quid e da Candida albicans.[11] Não é descabido colocar a hipótese de um agente poder "enfraquecer" o epitélio e torná-lo suscetível a alterações, podendo esse epitélio ser designado por "epitélio pré-condicionado".[52]

DIAGNÓSTICO DIFERENCIAL DE OLP

O líquen plano é uma doença mucocutânea complexa de etiologia desconhecida,[53] pode assemelhar-se a outras lesões vermelhas e brancas da cavidade oral. Clinicamente, o diagnóstico diferencial inclui mordedura da bochecha, reacções de contacto liquenóides orais, leucoplasia, pênfigo, penfigoide da membrana mucosa, lúpus eritematoso e eritema multiforme, etc.[6,15,54]

Mordedura e sucção das bochechas: Alguns doentes chupam as bochechas e a língua em contacto apertado com os dentes e mordiscam o tecido, o que pode produzir um padrão que se assemelha à estria de Wickham na mucosa bucal.[54]

Reacções liquenóides orais de contacto (LCRs): A diferença clínica mais aparente entre as LPO e as LCR é a extensão das lesões. A maioria das lesões das RCL está confinada a locais que estão regularmente em contacto com materiais dentários, como a mucosa bucal e o bordo lateral da língua. As lesões quase nunca são observadas em sítios como a gengiva, a mucosa palatina e o pavimento da boca ou o dorso da língua. Em casos seleccionados, pode ser útil a realização de testes cutâneos ao material que pode causar a lesão e a quaisquer materiais susceptíveis de serem utilizados como substitutos (ouro, compósito, cimento de ionómero de vidro e acrílico).[54]

Reacções liquenóides orais a medicamentos (RLL): As reacções liquenóides a medicamentos assemelham-se à LP, ocorrem em vários graus de gravidade, desde lesões queratóticas indolores a casos dolorosos gravemente erosivos, o diagnóstico é feito principalmente pela aparência clínica e pela história e pode demorar vários meses até se observar uma alteração clínica após a retirada do medicamento agressor.[55]

Reação oral do enxerto contra o hospedeiro (GVHD): Tem um aspeto clínico semelhante ao do OLP, mas a lesão é mais generalizada, as reacções liquenóides são frequentemente observadas em simultâneo com outras características, como a xerostomia e a presença de envolvimento cutâneo localizado e disfunção hepática, ainda que uma reação liquenoide oral possa surgir como o único sinal clínico de GVHD.[55]

Lúpus eritematoso discoide (LED): Estas lesões também apresentam, por vezes, estrias brancas radiantes, por vezes semelhantes às do LPO. As estrias presentes no LED são tipicamente mais proeminentes, com uma hiperqueratinização mais marcada, e as estrias podem terminar abruptamente contra uma demarcação nítida. Normalmente, estas lesões adoptam um padrão mais largo e menos linear com bordos emplumados. Tal como o LPO, estas lesões têm uma distribuição alargada na cavidade oral, lábios e podem envolver a pele.[55]

Penfigoide da membrana mucosa: O OLP eritematoso da gengiva tem uma apresentação clínica semelhante à do penfigoide da membrana mucosa. Na lesão do penfigoide, o epitélio é facilmente destacado do tecido conjuntivo por uma sonda ou por uma força abrasiva suave (fenómeno de Nikolsky).[10,54]

Leucoplasia: A LP é a lesão mais difícil de diferenciar da leucoplasia. A presença de lesões cutâneas na LP inclina o diagnóstico diferencial para OLP. Se as lesões intra-orais assumirem a forma de estria de Wickham, o diagnóstico também é facilmente discernível. Ocasionalmente, o LPO é uma lesão solitária em forma de placa, muito semelhante à leucoplasia, mas mesmo neste caso os bordos da placa de LPO são frequentemente emplumados ou talvez apresentem um padrão anular ou reticular. Ambas as doenças afectam normalmente doentes com mais de 40 anos de idade; no entanto, a leucoplasia afecta mais frequentemente os homens, enquanto o LPO é mais frequente nas mulheres. Frequentemente, estas placas apresentam uma penugem nas margens. Se não for possível identificar um irritante crónico e for descoberta uma área caraterística da estria de Wickham, a lesão é provavelmente LPO.[10,54]

Eritema multiforme (EM): As formas ulcerativas dos OLP são difíceis de diferenciar do EM, no entanto, estas lesões não aparecem tipicamente com elementos reticulares ou papulares na periferia das ulcerações. Em certos casos, esta doença assemelha-se ao líquen plano bolhoso. A avaliação cuidadosa da história e a natureza aguda do eritema multiforme e o envolvimento grave da mucosa labial são características notáveis.[9]

Pênfigo: Clinicamente, é difícil diferenciar entre o pênfigo e o tipo erosivo de LPO que ocorre apenas na gengiva. Assim, por vezes, podem ser necessárias algumas investigações especiais, como a imunofluorescência ou a biopsia, para confirmação.[10]

Sífilis: A mancha mucosa da sífilis secundária pode assemelhar-se a uma placa solitária de líquen plano, mas a primeira é normalmente bastante friável e pode ser facilmente raspada. A glossite atrófica da sífilis terciária pode assemelhar-se muito à forma atrófica do líquen plano lingual. Deve ser feita uma história clínica cuidadosa e, em caso de dúvida, devem ser solicitados testes serológicos.[9]

INVESTIGAÇÕES:

Pode ser necessário um historial completo e um exame físico por um grupo multidisciplinar de prestadores de cuidados de saúde para investigar o líquen plano oral. As investigações efectuadas para o diagnóstico são as seguintes:-

1. Citologia esfoliativa: Pode incluir biópsia convencional ou por escovagem, embora as alterações citológicas possam ser detectadas, normalmente não é recomendada para exames de rotina.[8]

2. Teste serológico: As alterações serológicas estão associadas ao LPO e, por vezes, ajudam no diagnóstico diferencial da reação liquenoide oral.[8]

3. Teste de contacto alérgico: É útil para diferenciar a OLR da OLP, o diagnóstico de OLP tem sido normalmente baseado num teste de adesivo negativo.[56]

4. Imunofluorescência:. Combina métodos histoquímicos e imunológicos para identificar complexos específicos de antigénio-anticorpo formados nas secções de tecido ou esfregaços celulares com a reação do anticorpo marcado com fluorocromo. Desde o seu início, a imunopatologia tem fundamentado a classificação de certas doenças mucocutâneas.[57]

Imunofluorescência direta: É utilizada para detetar auto-anticorpos que se ligam ao tecido do doente. Os estudos de imunofluorescência direta mostraram um padrão linear e uma fluorescência positiva intensa com anti-fibrinogénio que delineia a zona da membrana basal, observada em secções congeladas de LPO. Nalguns casos, a deposição de IgM, e menos frequentemente de IgA, IgG e complemento C3, foi encontrada exclusivamente nos corpos coloidais.

Na LP, os estudos de imunofluorescência revelam achados característicos, mas não diagnósticos, e apenas parcialmente diferenciados de outras doenças, com base no tamanho e no número de corpos cistóides. Estes corpos contêm imunoglobulina e fibrina, ou podem conter complemento e são observados na derme papilar ao longo da junção dermoepidérmica. Embora os corpos de Civatte não sejam específicos de uma doença nem de um diagnóstico. A sua identificação pode ser útil quando os estudos histopatológicos de rotina são inconclusivos. A coloração imunohistoquímica utilizando o anticorpo para a proteína S-IOO indica um aumento das células de Langerhan nas camadas intermédias do epitélio.

Imunofluorescência indireta: É utilizada para detetar a presença de anticorpos que circulam no sangue. No entanto, esta técnica não é útil isoladamente ou como adjuvante do diagnóstico clínico do LPO, mas geralmente ajuda a diferenciar das reacções liquenóides a medicamentos.

Os estudos de imunofluorescência do LPB forneceram algumas informações sobre a sua imunopatogénese proposta e são utilizados para diferenciar o LPB das reacções liquenóides orais.[58]

Antigénio específico da LP:

A presença de LPSA na camada granular ou espinhosa é considerada específica do LP, uma vez que não é observada noutras dermatoses.[3]

Zona de membrana da cave:

A presença de IgM foi registada em quase todos os indivíduos com LP cutâneo e em apenas 4% de todos os indivíduos com LPO; no entanto, a IgG e a IgA não são demonstradas. A fibrina e o fibrinogénio são encontrados em padrão linear. Os componentes do complemento, principalmente C3, C4 e C5, foram registados no BMZ do LP cutâneo e oral.[3]

Os corpos de Civatte:

IgM, C3 e C4 são encontrados por rotina nos corpos coloidais. Podem também ser detectadas IgA, IgG, Cl e C5 em quantidades menores. Também foram detectadas fibrina e albumina.[3]

Achados subepiteliais:

O infiltrado de células subepiteliais é composto principalmente por células T, enquanto as células B e as células plasmáticas são pouco frequentes. A lesão inicial apresenta células T helper e macrófagos. As lesões mais antigas contêm principalmente células T supressoras. Estas células também expressam antigénios HLADR.[3]

Marcadores de queratinócitos:

Os queratinócitos no LP cutâneo expressam os antigénios HLADR ou Ia, enquanto no OLP demonstram os antigénios HLA DR mas HLA Dp ou HLA DQ.[3]

Proteínas enzimáticas e de superfície:

A glucose-6-fosfato desidrogenase epidérmica na LP foi descrita como normal, aumentada ou diminuída. A diminuição do conteúdo enzimático pode predispor os indivíduos a desenvolver

LP após a ingestão de certos medicamentos, como os antipalúdicos.[3]

Achados imunofluorescentes em indivíduos com variantes vesiculo-bolhosas:

A LP penfigoide apresenta características tanto da LP como do penfigoide bolhoso; a IgG e a C3 depositam-se na BMZ, e a IgM e a IgA também podem ser evidentes. Os anticorpos circulantes anti-BMZ podem ou não ser encontrados. As lesões do LP bolhoso não demonstraram coloração imunorreactiva.[3]

Os autores realizaram um estudo no qual a imunofluorescência direta foi utilizada para examinar os padrões de fluorescência nas reacções de LPO e liquenoide oral e para comparar o grau de intensidade da sua fluorescência. Verificou-se que a deposição de fibrinogénio na zona da membrana basal estava presente tanto no LPO como na suspeita de reação liquenoide oral, mas a fluorescência era menos intensa nas reacções liquenóides orais. Verificou-se também que o padrão de fluorescência era mais fibrilar irregular (padrão tipo banda) no LPO, enquanto era homogéneo (linear) na reação liquenoide oral suspeita.[57]

5. Biopsia: A biopsia é sempre um padrão de ouro para a confirmação do LPO. Uma vez que outras doenças mucocutâneas, incluindo o pênfigo, o penfigoide, as reacções liquenóides e a alergia de contacto, entre outras, estão incluídas no diagnóstico diferencial do LPB, é importante que seja realizada uma biopsia para confirmar o diagnóstico.[7] Embora as características histopatológicas do LP variem ligeiramente entre os vários tipos clínicos, as características marcantes são consideradas necessárias para o diagnóstico:

Hiperorto ou hiperparaceratose: Está normalmente associada a um espessamento da camada de células espinhosas (acantose) e a um aspeto encurtado, pontiagudo e em forma de dente de serra das cristas das retinas. Estas áreas espessadas são vistas clinicamente como a estria de Wickham. Entre estas áreas, o epitélio é frequentemente atrófico com a perda de formação de cristas de retina.

Necrose da camada celular basal: Muitas vezes referida como "degeneração por liquefação"

Banda subepitelial densa de células inflamatórias crónicas: normalmente linfócitos T no tecido conjuntivo subjacente que transgridem a membrana basal e podem ser vistos nas camadas basilar ou parabasilar do epitélio.

Corpos de Civatte: também designados por corpos hialinos ou coloides, podem ser observados dispersos no epitélio e nas camadas superficiais do tecido conjuntivo. São células epiteliais isoladas com citoplasma eosinofílico encolhido e um ou mais fragmentos nucleares picnóticos múltiplos. Pensa-se que estes corpos representam queratócitos apoptóticos e outros componentes epiteliais necróticos que são transportados para o tecido conjuntivo para fagocitose. Os corpos coloidais são geralmente redondos ou ovóides e bem definidos, com um tamanho máximo de cerca de 20 μm. As características dos corpos coloidais são as seguintes:[59]

Secções de parafina: Eosinofílicas, PAS positivo; Diastase résistant, Elastin négative

Secções congeladas: IgM, IgG, C3, Fibrina

Microscopia eletrónica: Rede de 80 A^0 filamentos

GESTÃO

Um dos problemas importantes na gestão do OLP é a sua natureza crónica, que exige uma terapia anti-inflamatória e imunomoduladora a longo prazo.[60]

Em primeiro lugar e acima de tudo, devemos aconselhar o doente e fazê-lo compreender que a sua doença é crónica, que pode aumentar e diminuir ao longo do tempo e que o objetivo são os cuidados paliativos ou de suporte.[61] Assim, as abordagens de tratamento em indivíduos com LPO devem ser direccionadas para a consecução de objectivos específicos, tendo em conta o grau de envolvimento clínico, o tipo clínico predominante de lesões, os sintomas e a idade do indivíduo. As lesões reticulares são frequentemente assintomáticas e, em geral, não requerem tratamento, mas apenas observação de alterações.

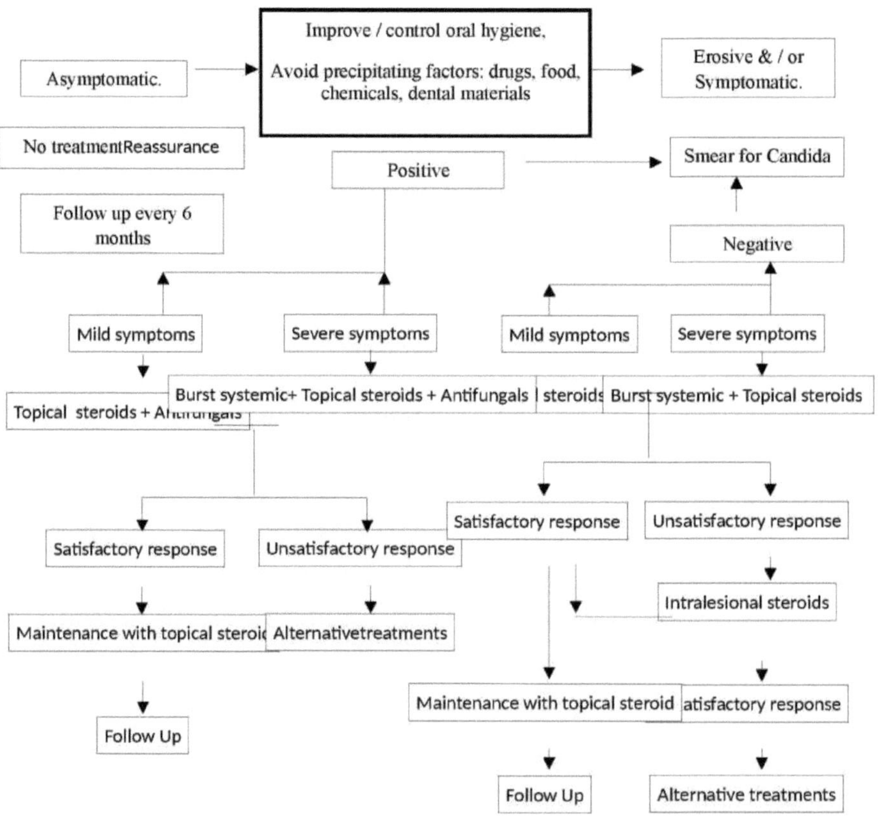

Em geral, todo o tratamento deve ter como objetivo a eliminação das lesões atróficas e ulcerativas, o alívio dos sintomas e a potencial diminuição da transformação maligna.[4]

<u>**Considerações gerais sobre a gestão do OLP:**</u>

O tratamento do LPO deve começar com a manutenção de uma boa higiene oral. A manutenção de uma boa higiene oral com um controlo eficaz da placa bacteriana tem demonstrado uma melhoria significativa dos sintomas, especialmente em indivíduos com envolvimento gengival. No entanto, não elimina a causa básica da lesão. [44,62]Deve ser dada atenção à possibilidade de as restaurações dentárias induzirem as lesões, uma vez que estas podem por vezes melhorar após a substituição da amálgama por outros materiais de restauração.

O fenómeno de Koebner ou resposta isomórfica é uma caraterística comum da LP, caracterizada pela ocorrência de alterações da LP em áreas sujeitas a trauma. Quase todos os tipos de irritantes podem provocar uma reação de Koebner. Os traumatismos mecânicos ou irritantes, como margens de preenchimento afiadas ou superfícies rugosas, estão frequentemente presentes em doentes com LPB e devem, por isso, ser alvo de atenção. Uma história medicamentosa adequada e um exame da reação de hipersensibilidade, se as lesões liquenóides estiverem confinadas a locais da mucosa oral na proximidade de restaurações dentárias.[44]

O perfil psicológico dos indivíduos que sofrem de OLP também deve ser tido em conta e, se necessário, deve ser instituída uma terapia psiquiátrica, uma vez que foram detectados níveis mais elevados de stress, ansiedade, depressão e um aumento das perturbações psíquicas nos indivíduos que sofrem de OLP.[49]

O tratamento definitivo do OLP inclui diferentes modalidades; estas podem ser classificadas da seguinte forma:

1. TRATAMENTO FARMACOLÓGICO:

A. <u>IMUNOMODULADORES</u>

1.   **Imunossupressores:**

> **Ciclosporina,**

> **Tacrolimus**

> **Pimecrolimus**

> **Corticosteróides: Tópica:[49]**

> Betametasona fosfatase

> Valerato de betametasona

> Proprionato de clobetasol

> Acetonido de flucinonida

> Flucinonida

> Propionato de flucinonida

> Hemisuccinato de hidrocortisona

> Acetonido de triamcinolona

Intralesional:[15]

> Dexametasona

> Hidrocortisona

> Metil prednisolona

> Triamcinolona

Sistémico:[15]

> Prednisolona

> Metil prednisolona

2. Imunoestimulantes:

> Levamisole

B. <u>MEDICAMENTOS CITOTÓXICOS</u>

> Azatioprina

C. <u>HORMONAS</u>

> ACTH

D. <u>RETINÓIDES</u>

Tópicos:

> Fenretinida

> Isotretinoína

> Tazaroteno

> Tretinoína

Sistémico:

> Acitretina

> Etretinato

> Isotretinoína

> Temaroteno

> Tretinoína

E. <u>ANTIMICROBIANOS</u>

Antibióticos:

> Doxiciclina

> Tetraciclina

Anti-fúngico:[15]

> Azóis

> Polienos

> Griseofulvina

Antimaláricos:

> Sulfato de hidroxicloroquina

> Dapsona

Antivirais:

> Interferão β

F. <u>OUTROS:</u>

> Anfotericina A

> Fenitoína

> Basiliximab

> Dietilditiocarbamato

> Enoxaparina

> Talidomida

> Eiconol

II. TRATAMENTO CIRÚRGICO CONVENCIONAL

> Criocirurgia

> Cirurgia a laser

> Enxertia

III. OUTROS TRATAMENTOS

> Anestésico tópico

> Vacinas

> Ácido hialurónico

> Oxipentifilina

> Psicoterapia

I. FARMACOTERAPIAiA. IMUNOMODULADORES: Todos os medicamentos que modificam as respostas imunitárias são geralmente classificados como imunomoduladores. Estes podem funcionar como imunossupressores ou imunoestimulantes.

1. Imunossupressores: Ciclosporina:

A ciclosporina é um polipeptídeo que suprime a produção de citocinas pelas células T e, devido a esta propriedade, pode ser benéfica no tratamento do LPO. Alguns estudos sugeriram que a ciclosporina é eficaz, quer aplicada topicamente, quer sob a forma de enxaguamento bucal, mas alguns outros relataram poucos ou nenhuns benefícios.[49] A ciclosporina pode ser uma alternativa aos tratamentos convencionais para o controlo inicial do LPO, mas não deve ser considerada como primeira escolha de fármaco devido à disponibilidade de alternativas eficazes e às suas desvantagens, tais como o custo elevado, o mau gosto e a sensação de ardor transitória na aplicação inicial e a nefrotoxicidade na utilização prolongada.[49]

Tacrolimus: O tacrolimus é um potente agente imunossupressor, inibindo a ativação das células T a uma concentração 10-100 vezes inferior à da ciclosporina, e tem também uma melhor penetração na pele e nas mucosas, pelo que pode ser utilizado no tratamento do LPO.[49]

I) Os corticosteróides são a base do tratamento do LPO, devido à sua atividade na redução da atividade imunitária mediada por células, e podem ser administrados por via tópica, intralesional ou sistémica.[8]

II)Corticosteróides tópicos: São amplamente utilizados no tratamento do LP oral para reduzir a dor e a inflamação.[49] Para os doentes com LPO ligeira a moderadamente sintomática que necessitem de tratamento, deve ser prescrito um regime tópico.[61] Podem ser aplicados sob a forma de pomadas, pastas, pastilhas, colutórios ou através de inaladores com adaptadores especiais.[63] Foram utilizados vários agentes, como o hemisuccinato de hidrocortisona, o valerato de betametasona, o acetonido de triancinolona, o acetonido de fluocinolona, a flucinonida e o propionato de clobetasol, com taxas de sucesso variáveis. Inicialmente, estavam disponíveis preparações muito fracas, como o hemisuccinato de hidrocortisona. Recentemente, estão a ser utilizados corticosteróides fluorados e os chamados corticosteróides "super potentes" (acetonido de fluocinolona, fluocinonida).[64]

III) Intralesional: Os esteróides intralesionais são utilizados para tratar lesões localizadas persistentes ou lesões que não respondem à terapêutica tópica, uma vez que esta técnica maximiza a administração do fármaco à lesão, minimizando a absorção sistémica. A suspensão de 0,2 a 0,4 ml é injectada diretamente na lesão, e recomenda-se que seja feita uma mistura de 5% com lidocaína para diminuir a dor das injecções. A triamcinolona e o valerato de betametasona são utilizados em suspensões de 0 mg/ml.[61,64]

IV)) Corticosteróides sistémicos:-Os corticosteróides **sistémicos** são provavelmente o tratamento mais eficaz para indivíduos com LPO erosivo difuso ou com envolvimento multifacetado.[49] A sua utilização é normalmente reservada para exacerbações agudas ou em indivíduos que não respondem a agentes tópicos, e são frequentemente utilizados em combinação com corticosteróides tópicos, uma vez que os seus efeitos são imediatos e podem ser mantidos com agentes tópicos.[64] Tanto a metilprednisolona como a prednisona têm sido utilizadas.[49]

2. Imunoestimulantes: Levamisole:

O levamisole tem sido utilizado como imunomodulador no LPO.[49] A terapia combinada com baixas doses de esteróides sistémicos pode ser útil e o levamisole 150mg/dia durante 3 dias consecutivos numa semana com 15mg/dia de Prednisolona sistémica deixou os indivíduos livres de sintomas durante 6-9 meses.[65] A combinação de levamisole com ervas medicinais chinesas pode alcançar a remissão completa mais do que qualquer terapia administrada isoladamente.[49] Sun A e Chiang CP chegaram a conclusões semelhantes ao avaliarem os níveis séricos do antigénio do carcinoma de células escamosas (SCCA) em indivíduos com LPO erosivo, antes e depois do tratamento com levamisol e ervas medicinais chinesas.[66]

B. DROGAS CITOTÓXICASiAzatioprina:

A eficácia da azatioprina, um agente poupador de esteróides, no tratamento do LPO erosivo e generalizado foi relatada em poucos estudos.[49] Lozada-Nur F avaliou clinicamente o efeito sinérgico da azatioprina com Prednisolona e descobriu que as doses efectivas de Prednisolona nesta combinação são marcadamente mais baixas (5 a 25mg/dia) do que a dose convencional (40mg/dia).[67]

C. HORMONAS: A ACTH foi experimentada para o tratamento de OLP e mostrou bons resultados

D. RETINÓIDES: Os retinóides são análogos da vitamina A e a sua utilização no tratamento do LPO foi descrita pela primeira vez em 1973 por Gunther e Ebner et al. e, desde então, têm sido utilizados no tratamento do LPO, tanto na forma sistémica como tópica.[64]

Apresentam propriedades anti-inflamatórias, talvez através das suas interacções com a cascata do ácido araquidónico; estimulam a ativação dos macrófagos e a citotoxicidade mediada por células dependente de anticorpos. Além disso, podem também reduzir o infiltrado de linfócitos CD4 e aumentar os macrófagos no LPO, acelerando assim o processo de cicatrização.[21]

i) Retinóides tópicos A utilização de retinóides sistémicos é frequentemente limitada pelos seus efeitos secundários. Por conseguinte, foram desenvolvidos retinóides tópicos que produzem geralmente bons resultados e que têm sido utilizados com êxito no tratamento do LPO em indivíduos em que os corticosteróides não conseguiram obter resultados satisfatórios.[68] O gel de isotretinoína a 0,1% e a pomada de tretinoína podem produzir melhorias significativas em indivíduos com LPO, e os únicos efeitos adversos registados são ardor ou irritação transitórios na aplicação inicial. A fenretinida tópica provou ser benéfica com efeitos secundários mínimos.[69]

ii) Retinóides sistémicos - Handler, em 1984, foi o primeiro a relatar os resultados benéficos com isotretinoína 0,25mg/kg/dia para OLP.[112] Outros retinóides utilizados são o etretinato 75mg/dia, a acitretina e o tearoteno.[49,70] A vitamina A também tem sido utilizada, e Kovesi G e Banoczy relataram respostas completas em 14% e remissão parcial em 62% dos indivíduos em 183 indivíduos com LPO tratados com vitamina A (50000 UI) e vitamina do complexo B durante 5 semanas.

Devido aos possíveis efeitos secundários e às rápidas taxas de recorrência, os retinóides tópicos e sistémicos devem ser utilizados como terapia adjuvante ou como alternativas quando os esteróides tópicos não são eficazes.[21]

E. ANTIMICROBIANOS:

Antibióticos: Apesar da falta de provas de uma etiologia infecciosa para o LPO, têm sido utilizadas terapias antimicrobianas empíricas como tratamento, isoladamente ou como terapia adjuvante, e têm sido utilizados vários agentes como a penicilina, o cloranfenicol, a tetraciclina, a doxiciclina e a aureomicina a 2%.[15,49]

Antimaláricos Sete em cada 10 indivíduos com LPO tratados com sulfato de hidroxicloroquina (Plaqunenil) 200-400mg/dia melhoraram 50% ou mais.[71]

Dapsona: A dapsona tem sido utilizada no tratamento do LPO erosivo com algum benefício, mas os resultados têm sido decepcionantes em indivíduos com LP gengival. Tem efeitos adversos graves significativos, como hemólise e cefaleias, e a sua utilização deve ser considerada em indivíduos resistentes, particularmente com lesões erosivas graves.[15,49]

Antiviraisdnterferão: Os interferões estão a ser utilizados como agentes terapêuticos em dermatologia devido aos seus efeitos antivirais, antiproliferativos e imunomoduladores,[132] e a sua possível utilização no tratamento do LPO foi sugerida por dois pequenos estudos não controlados que utilizaram um gel tópico contendo interferão de fibroblastos humanos e interferão α.[49]

Antifúngicos: As superinfecções por *Candida albicans*, presentes em cerca de 37% das lesões de LPO, podem exacerbar os sintomas, e o tratamento antifúngico das lesões erosivas com superinfeção por Candida pode alterar as lesões para a forma reticular. Vários agentes antifúngicos, como a griseofulvina, a nistatina, o cetoconazol, o miconazol e o clotrimazol, têm sido utilizados para reduzir os sintomas.[49]

F. Outros medicamentos

Fenitoína: Num estudo, verificou-se uma resolução completa da LP em 40% e uma melhoria substancial em 33% dos indivíduos de 32 indivíduos com LPO tratados com 100-200 mg de fenitoína sistémica diária.[72]

Ácido hialurónico: Foi realizado um ensaio aleatório, controlado por placebo e duplamente cego para avaliar a eficácia do ácido hialurónico tópico (0,2%) durante 28 dias. Foi observada uma redução significativa dos valores da dor nos doentes com OLP em comparação com o grupo placebo.[73]

Oxpentifilina: É um derivado da teobromina tipicamente utilizado no tratamento da arteriosclerose, que, como uma vasta gama de acções imunossupressoras, foi experimentado no tratamento do LPO sintomático. Dos 15 pacientes, apenas 3 apresentaram alívio dos sinais e sintomas.[50]

II. CIRURGIA:

A excisão cirúrgica tem sido recomendada para placas isoladas ou erosões que não cicatrizam. Têm sido utilizadas excisões cirúrgicas convencionais, criocirurgia e lasers de CO_2 . ' [15 , 49, 7475]**Enxerto:** A gengivite descamativa com enxerto gengival livre, apesar de ser uma terapia agressiva, provou ser mais eficaz e com menos efeitos secundários em comparação com a terapia com esteróides tópicos ou sistémicos, e parece ser uma modalidade de tratamento promissora com o benefício de resultados mais estáveis, entre outros.[76]

IV. TRATAMENTOS DIVERSOS:

Anestésicos tópicos:

Os anestésicos tópicos, como o elixir de Benadryl, o cloridrato de benzidamina, a benzocaína e a lignocaína, podem ser úteis no alívio dos sintomas do LPO com uma ligeira sensação de ardor e sensibilidade. Verificou-se que 40 ml de solução de Synalar a 0,01% com 60 ml de elixir de Benadryl, utilizados como bochechos 4 vezes por dia, são eficazes no alívio dos sintomas de OLP.[47]

Psicoterapia: Num estudo clínico controlado, quarenta e seis doentes com LPO e perturbações psiquiátricas foram divididos em dois grupos e ambos os grupos receberam corticosteróides tópicos e o grupo de estudo recebeu terapia psiquiátrica adicional e foi monitorizado durante 6 meses. Verificou-se uma diminuição do tamanho da lesão nos doentes tratados com esteróides tópicos e psicoterapia, mas esta diferença não foi significativa em relação à dor sentida e ao tipo de lesão.[77]

Vacinas BCG: Foi realizado um ensaio aleatório controlado em 56 doentes com LPO para receberem uma injeção intralesional de 0,5 ml de BCG-PSN em dias alternados (31 de 56) ou 10 mg de acetonido de triancinolona (TA, um grupo de controlo positivo, 25 de 56) todas as semanas durante 2 semanas. Após a interrupção do tratamento, as pessoas curadas da erosão foram seguidas durante 3 meses. Após 2 semanas de tratamento, 27 dos 31 pacientes tratados com BCG-PSN (87,1%) e 22 dos 25 pacientes tratados com TA (88,0%) ficaram curados. Não se registaram diferenças estatísticas entre os dois grupos nas áreas erosivas e nas pontuações da EVA.[78]

GESTÃO ALTERNATIVA

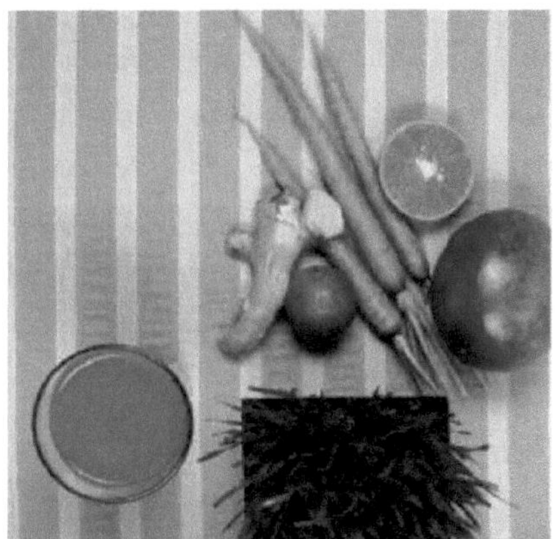

INTRODUÇÃO

A medicina moderna atualmente aceite, ou alopatia, desenvolveu-se gradualmente ao longo dos anos graças aos esforços científicos e de observação dos cientistas. No entanto, a base do seu desenvolvimento continua enraizada na medicina e nas terapias tradicionais. A história da medicina inclui muitas terapias absurdas. No entanto, a sabedoria antiga tem sido a base da medicina moderna e continuará a ser uma fonte importante da medicina e da terapêutica do futuro. Nas últimas décadas, tem havido um interesse crescente em desvendar os segredos dos antigos remédios à base de plantas. Os principais sistemas complementares e alternativos têm muitas características comuns, incluindo o enfoque na individualização dos tratamentos, o tratamento da pessoa como um todo, a promoção do autocuidado e da autocura e o reconhecimento da natureza espiritual de cada indivíduo. Além disso, muitos sistemas CAM têm características comuns aos cuidados de saúde tradicionais, como a ênfase na boa nutrição e nas práticas preventivas[79].

DEFINIÇÕES

A medicina complementar e alternativa foi definida pelo National Centre for Complementary and Alternative Medicine (NCCAM) como uma associação de diferentes sistemas, aplicações e produtos médicos e de cuidados de saúde que não são atualmente admitidos como uma secção da medicina convencional[80].

As medicinas alternativas são também definidas como práticas terapêuticas que se baseiam em métodos naturais e tradicionais. Atualmente, os profissionais de saúde estão conscientes da medicina alternativa e das suas grandes vantagens. A medicina alternativa melhora a saúde e a qualidade de vida dos indivíduos. Os pacientes interessam-se mais pela medicina alternativa por várias razões, uma das quais é o custo elevado da medicina convencional; nem todas as pessoas têm acesso a tratamentos médicos.

Em segundo lugar, os medicamentos convencionais podem ter efeitos secundários ligeiros ou mais graves, desde náuseas, vómitos, úlceras até reacções anafiláticas. Além disso, alguns hospitais e clínicas podem não prestar cuidados suficientes aos seus pacientes. A medicina alternativa é basicamente uma cura natural que fornece uma gama alternativa de tratamentos. De acordo com o National Institutes of Health, verificou-se que, em 2002, 62,1% dos adultos nos Estados Unidos tinham utilizado alguma forma de medicina alternativa nos últimos 12 meses e 75% ao longo da vida. Os pontos de reflexão são: porque é que as pessoas comuns não utilizam os medicamentos ayurvédicos, chineses e outros medicamentos à base de plantas?

Embora sejam utilizados em todo o mundo, na Índia, a sua utilização é muito mais frequente devido à sua fácil acessibilidade, ao facto de não ser necessária a consulta de um especialista, de serem considerados seguros para utilização e também porque os serviços de cuidados de saúde primários ficam aquém das necessidades das pessoas, tanto em termos qualitativos como quantitativos.

Deveríamos fazer com que todos estes medicamentos ayurvédicos e outros medicamentos à base de plantas, facilmente comercializados, fossem aprovados pela FDA e aumentar a sensibilização do público para os prós e contras da utilização destes produtos na medicina dentária.[79]

Definição e características da medicina dentária e medicina não convencional

A UD e a UM podem ser definidas como "um vasto conjunto de práticas de cuidados de saúde que não são facilmente integradas no modelo de cuidados de saúde dominante, porque colocam desafios a diversas crenças e práticas sociais (culturais, económicas, científicas, médicas e educacionais)."[81]Caracterizam-se pela falta de documentação suficiente sobre a sua segurança e eficácia para o diagnóstico, tratamento ou prevenção; pela falta de uma base científica válida e pela sua ausência do currículo das escolas de medicina dentária ou de medicina[82]. A falta de testes científicos e a negação da necessidade de tais testes pelos promotores são o que mais caracteriza a UM e a UD. A comunidade científica reconhece que alguns tratamentos médicos e dentários não foram rigorosamente testados, mas vê isso como uma falha que precisa de ser corrigida. Por outro lado, muitos promotores da UM e da UD acreditam que os testes científicos não se aplicam aos seus métodos; em vez disso, baseiam-se em teorias e anedotas[83]. Uma vez que muitos distúrbios crónicos não são adequadamente geridos por métodos baseados na ciência, os médicos não convencionais argumentam que é necessária uma abordagem diferente ("alternativa")[84]. Por exemplo, algumas organizações dentárias defendem a utilização de materiais dentários "biocompatíveis" e métodos de tratamento dentário para melhorar a saúde e o bem-estar sistémicos, mas faltam provas científicas dessa melhoria[85]. Os debates profissionais reflectem a profundidade da emoção e da confusão em torno da questão da UD[86,87]. Algumas práticas não convencionais foram estudadas e provaram ser úteis para algumas condições; uma vez baseadas na ciência, estas práticas passam para o domínio do convencional. A maioria dos tratamentos não convencionais não foi estudada cientificamente ou segundo padrões científicos adequados; em vez disso, existem numa zona cinzenta de crenças, influenciadas por muitos factores.

CLASSIFICAÇÃO

Quadro 1 **Classificação das práticas dentárias não convencionais**

I Controlo Mente-Corpo

Abordagens comportamentais, psicológicas, sociais e espirituais que exploram a capacidade da mente para afetar o corpo. Relacionadas com as visões tradicionais da interconexão da mente e do corpo.

A.   Sistemas mente-corpo.

B.   Métodos mente-corpo: práticas convencionais aplicadas a condições para as quais não são habitualmente utilizadas (por exemplo, ioga ou psicoterapia para a má oclusão).

C.   Religião e espiritualidade (por exemplo, cura espiritual para o cancro).

D.   Áreas sociais e contextuais.

II Sistemas de medicina alternativalZDental

Teoria e práticas desenvolvidas fora da abordagem biomédica ocidental.

A.   Acupunctura e medicina oriental,

B.   Sistemas tradicionais indígenas (por exemplo, medicina ayurvédica, medicina Kampo, cirurgia psíquica).

C.   Sistemas ocidentais não convencionais (por exemplo, toxicidade da amálgama-mercúrio, síndroma de perturbação da oclusão funcional (DOFOS), medicina dentária biológica-iolística, homeopatia para doenças orais, perturbações da ATM que causam doenças sistémicas).

D.   Naturopatia: um conjunto eclético de sistemas e terapias naturais que ganhou proeminência na América do Norte,

III   Litestyle e prevenção de doenças

Prevenir a doença, manter a saúde e inverter os efeitos das doenças crónicas e do envelhecimento.

A.   Práticas clínicas preventivas (por exemplo, danos e conspiração da fluoretação, testes electrónicos para alergias dentárias e DTM).

B.   Terapias do estilo de vida: devem basear-se num sistema de medicina não ortodoxo, ser aplicadas de forma não convencional ou aplicadas através de uma abordagem de diagnóstico não ocidental.

C.   Promoção da saúde (por exemplo, medicina dentária estética para um estilo de vida saudável).

IV   Terapias dentárias de base biológica

Medicamentos, vacinas, tratamentos, práticas e intervenções não aceites pela medicina e pela medicina dentária tradicionais.

A.   Fitoterapia ou herbalismo (por exemplo, ginkgo biloba, equinácea).

B.   Terapias dietéticas especiais (por exemplo, megavitaminas ou dieta macrobiótica para doenças periodontais, produtos nutricionais ou dietéticos para doenças orais).

C.   Medicina ortomolecular (por exemplo, melatonina para o cancro).

D.   Intervenções farmacológicas, biológicas e instrumentais (por exemplo, tratamento de canal de Sargenti (N2); reposicionamento mandibular, tratamento ortodôntico, rastreio electromiográfico da mandíbula, termografia ou ecografia para DTM; osteonecrose cavitacional indutora de nevralgia (NICO); terapia de urina para dores de dentes; produtos dentários "naturais", à base de plantas, homeopáticos ou sintéticos).

V   Sistemas manipulativos e baseados no corpo

Utilização do tato e da manipulação do corpo como instrumento de diagnóstico e terapêutico.

A.   Medicina quiroprática (por exemplo, tratamento osteopático, quiroprático para DTM)

B.   Massagem e trabalho corporal (por exemplo, terapia craniossacral para DTM ou má oclusão, cinesiologia dentária).

C.   Terapias físicas não convencionais (por exemplo, tratamentos a laser de baixa potência para DTM, dores faciais ou dores de cabeça).

VI   Biocampo

Utilização de campos de energia subtis dentro e à volta do corpo (por exemplo, toque terapêutico ou Reiki utilizado para condições orais/dentárias).

VII   Bioelectromagnética

Utilização de campos electromagnéticos para fins médicos/dentários (por exemplo, utilização de ímanes para DTM ou artrite).

Adaptado de: Classification OfAlternative Medicine Practices (Classificação das Práticas de Medicina Alternativa), NCCAM[6]

Classificação da medicina alternativa[88]

O National Centre for Complementary andAltemative Medicine desenvolveu um dos sistemas de classificação mais utilizados para os ramos da medicina complementar e alternativa. Classifica as terapias complementares e alternativas em cinco grandes grupos, que se sobrepõem em parte.

1. Sistemas médicos completos: abrangem mais do que um dos outros grupos; exemplos incluem a medicina tradicional chinesa, a naturopatia, a homeopatia e a ayurveda

2. Medicina mente-corpo: adopta uma abordagem holística da saúde que explora a interligação entre a mente, o corpo e o espírito.

3. Práticas baseadas na biologia: utiliza substâncias encontradas na natureza, como ervas, alimentos, vitaminas e outras substâncias naturais

4. Práticas manipulativas e corporais: incluem a manipulação ou o movimento de partes do corpo, como é o caso da quiroprática e da manipulação osteopática.

5. Medicina energética: é um domínio que trata dos campos energéticos putativos e verificáveis:

a. As terapias de bio-campo têm por objetivo influenciar os campos energéticos que, segundo se diz, rodeiam e penetram no corpo.

b. As terapias de base bioelectromagnética utilizam campos electromagnéticos verificáveis, tais como campos pulsados, campos de corrente alternada ou de corrente contínua, de uma forma não convencional.

1. Todo o sistema médico

Homeopatia

Trata-se de uma forma de medicina alternativa em que os profissionais tratam os doentes utilizando preparações altamente diluídas que se crê poderem fazer com que as pessoas saudáveis apresentem sintomas semelhantes aos exibidos pelo doente.

A homeopatia tem sido usada popularmente em todo o mundo há mais de 200 anos e foi criada por um médico alemão, Samuel Hahnemann. Ele estava perturbado com as práticas médicas severas da época e procurou uma maneira de diminuir os efeitos colaterais prejudiciais associados ao tratamento médico. Os médicos homeopatas examinam os pacientes e, em seguida, prescrevem uma mistura de comprimidos para que o corpo volte a ficar saudável e se livre da doença. As doses são infinitamente pequenas e combinam vários remédios à base de plantas e ervas, bem como meditação, ioga e diferentes métodos tradicionais[80].

Os princípios da homeopatia incluem a crença de que a doença representa uma perturbação na capacidade do organismo de se curar a si próprio. Os "remédios" são determinados pela observação dos sintomas produzidos por grandes doses de uma substância num indivíduo saudável e pela aplicação dessas substâncias em doses altamente diluídas para aliviar os mesmos sintomas (a "lei dos semelhantes" - "semelhante cura semelhante" - e a "lei dos infinitesimais" - quanto mais pequena for a dose, mais poderoso é o efeito)[89].

Um homeopata genuíno normalmente dá bastante tempo ao seu paciente e anota o seu historial fazendo perguntas antes de prescrever qualquer medicação, devido ao princípio dos métodos de cura holísticos em que toda a nossa mente, corpo, emoções e espírito estão interligados.[80]

Hahnemann acreditava que as causas subjacentes às doenças eram fenómenos que designava por *miasmas* e que os remédios homeopáticos os tratavam. Os remédios são preparados diluindo repetidamente uma substância escolhida em álcool ou água destilada, seguida de uma batida forte num corpo elástico, chamada *sucussão*[90]-[91]. Diz-se que cada diluição seguida de sucussão aumenta *a potência do remédio*. A diluição geralmente continua bem além do ponto em que não resta mais nada da substância original. Os homeopatas seleccionam os remédios consultando livros de referência conhecidos como *repertórios*, considerando a totalidade dos sintomas do paciente, bem como as suas características pessoais, o seu estado físico e psicológico e a sua história de vida[92].

A seleção do composto baseia-se nos sintomas que o doente apresenta. As receitas homeopáticas são de dois tipos, principalmente

a. **A prescrição homeopática patológica** é um tratamento específico para a doença ou enfermidade;

b.**A prescrição homeopática constitucional** envolve a análise do tipo de corpo, temperamento, disposição e tendências comportamentais de uma pessoa.

Utilizações em medicina dentária

A homeopatia não substitui a mecânica normal da medicina dentária, mas torna todo o procedimento muito mais relaxado e agradável, tanto para o paciente como para o dentista. A higiene oral e a dieta continuam a ser da maior importância. A utilização regular de um colutório de calêndula ajuda a manter as gengivas saudáveis. A Weledama fabrica um excelente produto chamadoMedicinal Gargle, que contém doze ervas diferentes e remédios homeopáticos.

Dental uses of homeopathy[4]

Dental abscess	Belladonna	.Bryonia	Hepar Sulphuris	Myristica	Pulsatilla	Pyrogenium
bruxisim	Belladonna	Podophyllum	Tuberculinum			
periodontitis	Arsenicum album	Hypericum	Staphysagria -	Symphytum	ux vomica	Phosphorus
salivation	Baryta carbonica	Bryonia alba	Phosphorus	Pulsatilla	•	•
TOOTH ERUPTION	Calcarea carbonica	Chamomilla	ZIncum metallicum	•	•	•
ULCERATIONS	Natrum muriaticum	Nitricum acidum	•	•	•	•

Utilização no líquen plano oral:

Borax 4x duas vezes por dia quando as bolhas aparecem sobretudo na boca.

Sulphur 30 duas vezes por dia durante 15 dias.

{Mousavi F, Sherafati S, Mojaver YN, Homeopathy2009 **Jan; 98(1):40-4.**

Avaliou a eficácia do Ignatia homeopático 30C no tratamento do líquen plano oral (LPO). "Neste ensaio clínico de controlo aleatório simples e cego, foram recrutados 30 doentes consecutivos com lesões orais consistentes clínica e histologicamente com líquen plano oral erosivo e/ou atrófico. Os pacientes foram divididos aleatoriamente em dois grupos para receber Ignatia ou placebo e foram tratados durante 4 meses". "Os tamanhos médios das lesões e as medidas médias de dor diferiram entre os grupos de controlo e de tratamento, favorecendo o Ignatia (p<0,05). Os resultados sugerem que o Ignatia tem um efeito benéfico no tratamento do LPO em doentes seleccionados."[92]

Naturopatia

É uma forma de medicina alternativa baseada na crença no vitalismo, que postula que uma energia especial chamada energia vital ou força vital guia os processos corporais como o metabolismo, a reprodução, o crescimento e a adaptação. Inclui procedimentos como a acupunctura, a cinesiologia aplicada, as medicinas botânicas, a coloterapia, a cura natural, a nutrição, a ozonoterapia[92] .

Unani

Unani, em árabe, significa medicina grega, e é uma forma de medicina tradicional amplamente praticada no sul da Ásia, que se baseia nos ensinamentos do médico grego Hipócrates e do médico romano Galeno, que propuseram o conceito de 4 elementos da seguinte forma

• Os quatro elementos: terra, ar, água e fogo,

• As quatro naturezas: fria, quente, húmida e seca, Os quatro humores: sangue, fleuma, bílis amarela e bílis negra[93] ,

Ilajbil Tadbeer- Regimenal Therapy	IlajbilGhiza Dietotherapy	IlajbilDava Pharmacotherapy	Ilajbil Yad (Surgery)

Medicina Tradicional Chinesa

Com uma história de mais de 2000 anos, a Medicina Tradicional Chinesa (MTC) formou um sistema único para diagnosticar e tratar uma variedade de doenças. As abordagens terapêuticas típicas da MTC incluem a fitoterapia, a acupunctura, a dietética e os exercícios de qigong.

Medicamentos à base de plantas:-

A utilização de ervas e das suas propriedades químicas tem como objetivo reduzir condições específicas e promover e apoiar a função de vários sistemas vitais do corpo. As fórmulas à base de plantas têm três funções essenciais: gestão e manutenção da saúde, eliminação e desintoxicação, e construção da saúde. A utilização tradicional de plantas medicinais pode levar à invenção de agentes botânicos criativos e potentes no tratamento de várias doenças. Cerca de 7000 plantas naturais e misturas de ervas são utilizadas na medicina moderna; a maior parte delas foi aceite durante séculos como um curandeiro tradicional[80] .

A herbologia é uma das modalidades de tratamento mais importantes utilizadas na MTC. Cada receita de fitoterapia é um cocktail de várias ervas. A maioria dos medicamentos chineses com ingredientes naturais pode ser tomada como tratamento a longo prazo com menos efeitos secundários. Os medicamentos chineses não são indicados para o tratamento de doenças agudas, mas são mais adequados para o tratamento de doenças crónicas não graves

LiuweiDihuang (liu' we'i di' hua'ng)

O LiuweiDihuang é composto por seis ingredientes extraídos de ervas naturais, incluindo: radix rehmanniae, fructuscorniofficinalis, radix dioscoreaeoppositae, alismatisrhizoma, sclerotiumporiaecocos e cortex moutanradicis.

É um dos medicamentos chineses mais utilizados no tratamento de várias doenças crónicas locais e sistémicas.

Xuan (1997) investigou a administração combinada de LiuweiDihuang e creme de ácido retinóico no tratamento de 43 doentes com LPO. Verificaram que os medicamentos combinados eram mais eficazes do que o creme de ácido retinóico isolado, particularmente no tratamento de doentes com um historial de LPO inferior a 3 anos.

Glicosídeos de Tripterygium (le'ig_ongte'ngdii_o da' i)

Tripterygiumwilfordii é uma planta nativa que cresce em muitas partes da China e da Birmânia. Tem sido utilizada habitualmente no tratamento de um vasto espetro de doenças auto-imunes e inflamatórias (Tao et al, 2001, 2002, Qiuand Kao, 2003, Kumar et al, 2005, Canter et al 2006). Muitos estudos demonstraram a eficácia dos glicosídeos de Tripterygium no tratamento de doentes com LPO (Tabela 3).

Table 3 Effect of Tripterygium glycosides for treating OLP

	Number of cases	Prognosis (%)		
		Marked improvement	Moderate improvement	No improvement
Zheng, 1998	100	84.0	12.0	4.0
Yin, 1996	30	23.3	30.0	46.7
Xu, 2001	30	20.0	30.0	50.0
Jiang, 2000	24	41.7	45.8	12.5
Han, 2007	30	66.7	13.3	20.0

Marked improvement: complete remission of erosion and pain, no/- mild white streak; Moderate improvement: reduction of pain, white streak, and size of erosion; No improvement: no reduction/worsening of pain, white streak, and size of erosion (Society of Oral Mucosal Disease of Chinese Stomatological Association 2005).

Em todos estes relatórios, um total de 20,0-84,0% dos doentes registou uma melhoria acentuada, 12,0-45,8% uma melhoria moderada e 4,0-50,0% não registaram qualquer melhoria após o tratamento (Zheng, 1988, Yin et al, 1996, Jiang e Wang, 2000, Xu, 2001, Han et al, 2007). Zheng (1988) investigou 100 pacientes com LPO, 66 sem lesões erosivas e 34 com lesões erosivas. Todos os doentes com LPO reticular apresentaram melhorias após um mês de tratamento com glicosídeos de Tripterygium, ao passo que a lesão tipo placa exigiu um tratamento mais longo e as melhorias foram registadas após 2-3 meses. Contudo, a eficácia dos glicosídeos de Tripterygium no tratamento de lesões erosivas foi menor. Os glicosídeos de Tripterygium também demonstraram resultados promissores no tratamento do LPB quando utilizados em combinação com outras terapias, como o laser Nd-YAG, a triamcinolona e a cloroquina (Yin et al, 1996, Guan e Zhu, 2003, Zhang et al, 2008).

Tábua composta de Taixian (fu' f_ang la' i xiaTtpia'n)

O comprimido composto Taixian contém radix Iigusticichuanxiong, radix ginseng, radix Paeoniaelactiflorae, semenpersicae e radix et Caulisjixueteng. É utilizado principalmente para o tratamento do OLP. Um estudo in vitro demonstrou que o comprimido de Taixian composto reduziu a adesão das plaquetas dos pacientes com LPO sem afetar a agregação plaquetária, o que sugere a sua capacidade para melhorar a viscosidade do sangue e a microcirculação (Lin e Zhou, 1992, Lin et al, 1992).

Os estudos demonstraram que, após o tratamento com o comprimido de Taixian composto, as taxas globais de melhoria acentuada foram de 23,3-36,9% e de melhoria moderada de 35-46,7%. Cerca de 16,4-41,7% dos doentes não tiveram uma resposta positiva (Quadro 5) (Zeng et al, 1993, Pan e Yi, 1997, Zhang et al, 2001). Um ensaio clínico efectuado por Pan e Yi (1997) recrutou 30 doentes (26 com LPO não erosivo e 4 com LPO erosivo). Os 26 doentes com LPO não erosivo foram distribuídos aleatoriamente por um grupo experimental (comprimido composto de Taixian) e por um grupo de controlo (placebo).

Os quatro doentes com OLP erosivo foram distribuídos uniformemente pelos grupos experimental e de controlo. Após 3 meses de tratamento, seis doentes do grupo experimental melhoraram significativamente (40%), sete doentes melhoraram moderadamente (47%) e dois doentes não responderam à medicação (13%). No grupo de controlo, nenhum doente melhorou de forma acentuada, cinco doentes melhoraram moderadamente (33%) e 10 doentes não melhoraram (67%). No entanto, o estudo não refere especificamente o prognóstico dos quatro doentes com lesões erosivas.

Table 5 Effect of Composite Taixian tablet for treating OLP

	Number of cases	Prognosis (%)		
		Marked improvement	Moderate Improvement	No improvement
Pan, 1997	15	36.9	46.7	16.4
Zeng, 1993	139	26.6	54.7	18.7
Zhang, 2001	60	23.3	35.0	41.7

Zengshengping (z_engsh_engpi'ng)

O Zengshengping é composto por sophoraroot vietnamita, rizoma de bistort, valerianaceae do norte, cortex dictamni, Prunella vulgaris L e Dioscoreabulbifera. Sabe-se que o Zengshengping modula as reacções imunitárias, inibe a produção de citocinas inflamatórias, suprime a proliferação de células tumorais e reduz a incidência de carcinoma de células escamosas (Cai et al, 1980, Lin, 1990, Fan, 1993, Wang et al, 1994). O Zengshengping também tem sido utilizado no tratamento do OLP, com 79,4% (*50/63*) (Sun et al, 2004) e 90% (90,/ 100) (Cao et al, 2001) dos doentes a responderem positivamente a este medicamento.

O Zengshengping é conhecido por modular as reacções imunitárias, inibir a produção de citocinas inflamatórias, suprimir a proliferação de células tumorais e reduzir a incidência de carcinoma de células escamosas (Cai et al, 1980, Lin, 1990, Fan, 1993, Wang et al, 1994).

O Zengshengping tem sido utilizado com êxito no tratamento de doentes com lesões pré-cancerosas do esófago desde a década de 1980. Lin et al (1998) relataram que, após a administração de Zengshengping durante 3 anos, a incidência de cancro diminuiu de 5,3% (102/1922) para 2,79% (28/1054).

Shang et al (2004) referiram que, após o tratamento com Zengshengping, o tamanho da leucoplasia oral diminuiu significativamente em 74,6% (47/63) dos doentes.[94]

Acupunctura

A acupunctura deriva da palavra latina (acus-needle, pungere-to prick) e é uma das técnicas de medicina complementar e alternativa utilizadas para tratar uma variedade de doenças e perturbações. A acupunctura é definida pela prática médica como a inserção de agulhas finas e secas na pele para estimular pontos anatómicos específicos do corpo (chamados acupontos). Os pontos de acupunctura são assim estimulados para regular, corrigir e equilibrar o fluxo de energia (Qi) no corpo para restaurar a saúde[94] . Dependendo do problema a tratar, as técnicas de acupunctura podem incluir agulhas sólidas, electro-acupunctura, moxabustão, acupressão, lasers e estimulação nervosa transcutânea para a prevenção de doenças, tratamento e manutenção da saúde. Na visão da Medicina Tradicional Chinesa (MTC), uma energia vital ou força vital chamada Qi circula no corpo através de um sistema de caminhos chamados meridianos. A saúde é um processo contínuo de manutenção do equilíbrio e da harmonia na circulação do Qi.

A MTC também utiliza a teoria dos cinco elementos - fogo, terra, metal, água e madeira - para explicar o funcionamento do corpo. Estes elementos correspondem a órgãos e tecidos específicos do corpo[95] .

Cada um deles tem o seu papel específico na manutenção de um estado harmonioso e de boa saúde de um indivíduo[94] .

Agulhas de acupunctura

As agulhas de acupunctura são normalmente feitas de fio de aço inoxidável. São normalmente descartáveis e estéreis, o que implica um risco mínimo de infeção. O comprimento das agulhas varia entre 13 e 130 mm (0,51-5,1 polegadas), sendo as agulhas mais curtas utilizadas perto da face e dos olhos e as mais longas em zonas mais carnudas; o diâmetro das agulhas varia entre 0,16 mm (0,006 polegadas) e 0,46 mm (0,018 polegadas), sendo as agulhas mais grossas utilizadas em doentes mais robustos.

A pele é esterilizada com álcool e as agulhas são inseridas, frequentemente com um tubo guia de plástico. As agulhas podem ser manipuladas de várias formas, por exemplo, rodadas, sacudidas ou movidas para cima e para baixo em relação à pele. Uma vez que a maior parte da dor é sentida nas camadas superficiais da pele, recomenda-se uma inserção rápida da agulha (Figura 1).[94]

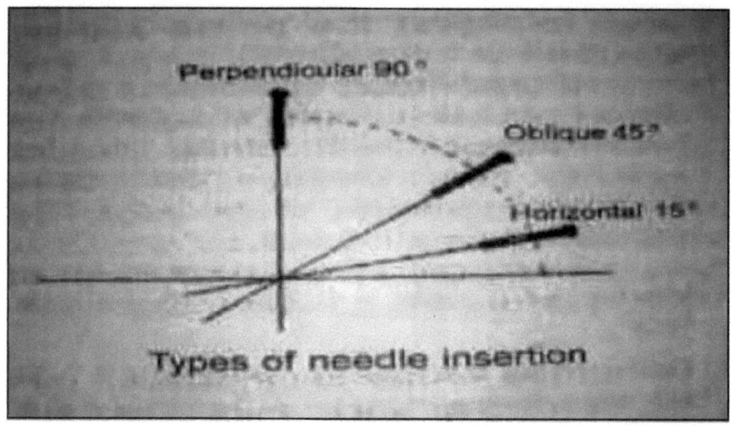

Figure 1: Needle technique

Líquen plano - O líquen plano é uma doença mucocutânea imunológica-inflamatória crónica comum que varia na aparência desde queratótica (reticular ou em placa) a eritematosa e ulcerativa. A etiologia exacta é desconhecida. Os factores subjacentes podem ser o stress psicológico, o aumento da ansiedade, distúrbios imunológicos, infecções e predisposição genética19. Pontos de acupunctura (GV20, GB20, BL13, 17, 20, HT.7, PC.6, SP.6, 10, ST.36, LI.4,11) Figura 8.

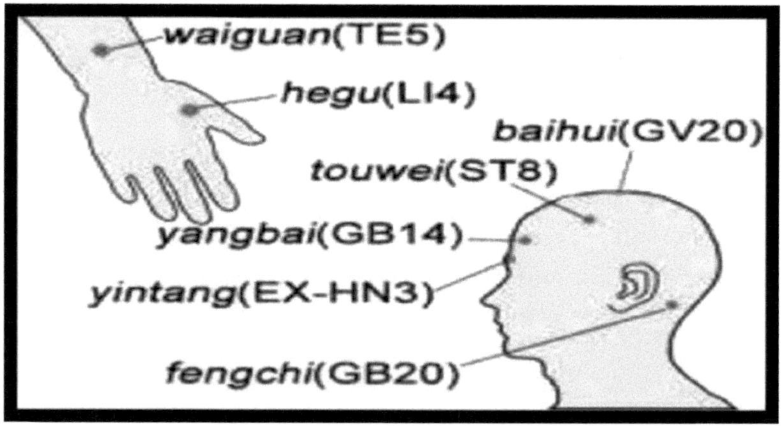

FIG:8 LÍQUEN PLANO

A acupunctura é um método eficaz para o tratamento da líquen plano.[95]

Ayurveda

Ayurveda é o antigo método indiano de medicina natural e holística que significa,

Ayurveda "a medicina da vida" (o sânscrito Ayur significa "longevidade" ou "vida" e Veda significa "ciência"). O tratamento natural ou remédio herbal indica a utilização pessoal de bens acessíveis na natureza, essencialmente ervas medicinais, em consequência do seu objetivo curativo. A humanidade na Índia tem confiado no antigo método de tratamento por meio da Ayurveda há milhares de anos para tratar doenças. Os praticantes de Ayurveda aplicam ervas, dieta, respiração, massagem e meditação para curar todo o ser e restabelecer o equilíbrio do corpo. Centram-se na manutenção de uma energia vital pessoal saudável ou reforçada, que partilha muitas características com o qi da medicina chinesa. Pensa-se que um prana mal gerido causa doença e que esta doença só pode ser tratada através do realinhamento do corpo, do espírito e da mente para reequilibrar o prana.[80]

A Ayurveda sublinha o equilíbrio de três energias elementares ou humores

• vata (ar e espaço - vento)

• pitta (fogo e água - bílis)

• kapha (água e terra - catarro)

Thereuptic procedures in dentistry listed in ayurveda[8]
1.dantha dhavani –brushing
2.mukha prakashalan –gargling
3.Kavala-mouth yoga
4Gandhoosha-oil pulling
5.Abhyanga -oil massage
6.Vyayama –exercise
7.pratimarsha nasya

O extrato da **planta curcumina** tem sido um ingrediente importante da medicina desde tempos imemoriais. Foram-lhe atribuídas várias propriedades medicinais nos sistemas tradicionais da medicina. A curcuma e os seus ingredientes, a curcumina, estão a ser estudados como agentes quimiopreventivos que inibem o desenvolvimento do cancro oral, a curcumina e o óleo essencial de curcuma têm inibido muitos processos de doenças através das suas propriedades antinflamatórias, antioxidantes e anticancerígenas.

Por isso, foi feito um estudo para investigar o papel da curcumina longa como meio alternativo de tratamento do líquen plano oral.

Singh et al; 2014:Os 10 pacientes foram incluídos no estudo, eles foram clinicamente diagnosticados e histopatologicamente confirmados como pacientes de líquen plano oral. O extrato de cúrcuma na forma de pomada foi feito no NBRI, usado para aplicação local duas vezes/dia por um período de 3 meses.Os pacientes foram instruídos a relatar após cada 15th dia para check up e para coletar a pomada. A gravidade dos sinais e sintomas clínicos foi registada nestes formulários. Os dados foram recolhidos, tabulados e analisados. Observou-se uma melhoria significativa dos sintomas clínicos dos pacientes. Acima de tudo, foi bem tolerado. Não foi observada qualquer reação adversa.

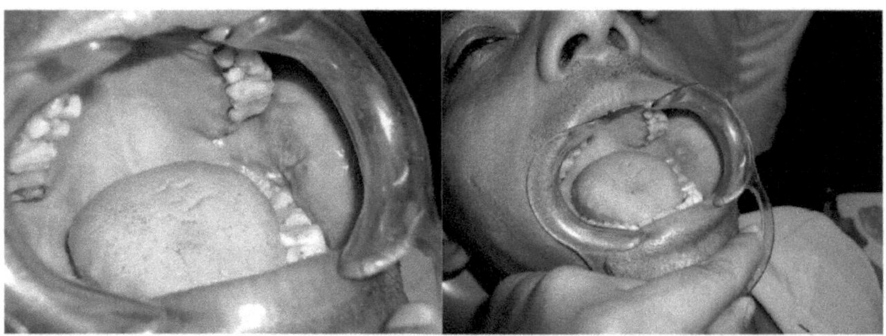

Pretreatment   After 3 months

Para além das suas propriedades estimulantes aromáticas e corantes na dieta, a curcuma é misturada com outros compostos naturais, como a cal apagada, e tem sido utilizada topicamente como tratamento de feridas, inflamações e tumores[96] . A patogénese do LPO deve ser tida em consideração do ponto de vista do tratamento. Pensa-se que a imunidade mediada por células a alterações antigénicas secundárias na membrana mucosa oral desempenha um papel importante na sua patogénese. Os antigénios modificados da superfície dos queratócitos são o alvo primário da resposta celular citotóxica, onde a maioria das células e as células de Langerhans apresentadoras de antigénios parecem ser os elementos celulares chave na progressão da lesão.

Entre as plantas conhecidas pelo seu valor medicinal, as plantas do género Ocimum, pertencentes à família Labitatae, são muito importantes pelo seu potencial terapêutico. (Tulsi), Ocimum gratissum (Ram Tulsi), Ocimum canum (Dulal Tulsi), Ocimum americanum, Ocimum camphora e Ocimum micranthum são exemplos de espécies importantes do género Ocimum que crescem em diferentes partes do mundo e são conhecidas pelas suas propriedades medicinais.

Ocimum sanctum Linn (Tulsi) é uma planta bem conhecida utilizada no sistema de medicina indiano. Tulsi em sânscrito significa "aquele que é incomparável ou incomparável".

Utilização no líquen plano:-Ocimum sanctum tem a propriedade única de atuar sobre a pele e o tecido sanguíneo e também de provocar a imunomodulação desejada e é uma das opções de tratamento na Ayurveda para tratar o líquen plano oral[97] .

O LPO é uma doença inflamatória autoimune mediada por células T, cuja patogénese envolve mecanismos específicos e não específicos do antigénio. Os mecanismos específicos do antigénio no LPO consistem na apresentação do antigénio, na ativação, proliferação e migração dos linfócitos, bem como na apoptose dos queratinócitos mediada por células T CD8+ citotóxicas, enquanto os mecanismos não específicos incluem a degranulação dos mastócitos e a atividade da metaloproteinase da matriz. A imunossupressão mediada pelo fator de crescimento transformador específico do antigénio deficiente também pode contribuir para a patogénese do LPO. Além disso, o LPO é considerado uma doença potencialmente maligna com uma taxa de transformação maligna de 0-5,3%.

O chá verde, em especial o galato de epigalocatequina 3, possui propriedades anti-inflamatórias e quimiopreventivas, podendo inibir a apresentação de antigénios, a ativação das células T, a apoptose dos queratinócitos, a atividade da MMP-9, bem como modular o desequilíbrio entre o TGF e o interferão-gama, todos eles envolvidos na patogénese do LPO.Assim, a nossa hipótese é que o consumo de chá verde pode diminuir a incidência de LPO e fornecer uma estratégia terapêutica neotérica, neotóxica e barata para o LPO. Além disso, o chá verde pode ser um possível agente de prevenção de malignidades no LPO .[98]

TERAPIAS DE BASE BIOLÓGICA

Utiliza substâncias encontradas na natureza - ervas, alimentos e vitaminas, suplementos alimentares, produtos à base de plantas e a utilização de outras terapias ditas naturais, mas ainda não comprovadas cientificamente[99]

Herbal agents used in dentistry[9]

herbal agent	active ingredient	properties
.peppermint	Menthol oil	analsesic
garlic	allicin	antiseptic
ginger	gingerols	Analgesic
turmeric	curcumin	antioxidant. antinflammation antimutagenic
Coconut oil	Caprylic acid	Analgesic. faster healing
Clove	eugenol oil	analgesic
Guava	Guercetin	Antiseptic,anti inflammatory
Aloe vera	Alloins,mannols	Induces healing emolient,anti inflammatory,anti bacterial

MEL

A estomatite é uma inflamação da mucosa da boca. A estomatite aftosa, bem como outras lesões orais, como o herpes labial recorrente, o herpes intra-oral recorrente, o líquen plano oral atrófico e erosivo, a candidíase oral e a psoríase oral, podem ser tratadas com sucesso com mel. O mel acelerou significativamente a resolução das lesões orais inflamatórias e ulcerativas. Diminuiu significativamente a sensação de dor e reduziu a duração de algumas lesões e aumentou o número de dias sem dor.

Para tratar as condições acima enumeradas, unte as úlceras, furúnculos ou aftas com mel ou simplesmente coloque uma boa colher de mel na boca e rode-a, de modo a atingir o maior número possível de feridas. (O mel fica a escorrer, mas penetra muito rapidamente nos tecidos; e parece que é precisamente quando é diluído que o seu poder curativo é ativado[100] .

Majid Sanatkhani 2014 :

Trinta pacientes com um diagnóstico clínico e histopatológico confirmado de OLP participaram neste ensaio clínico aleatório na Faculdade de Medicina Dentária de Mashhad. Os doentes foram distribuídos aleatoriamente por um de dois grupos. Ambos os grupos receberam tratamento padrão para o LPO (colutório de dexametasona 0,5 mg três vezes por dia e cápsula de fluconazol 100 mg por dia). O grupo de intervenção recebeu mel de cedro (20 ml três vezes por dia, através de uma técnica de "swish and swallow") para além do tratamento padrão. Os pacientes foram seguidos durante 4 semanas. A dor e a gravidade das lesões foram registadas na visita inicial e nas visitas de acompanhamento. Todos os dados registados foram analisados utilizando o teste do qui-quadrado, o teste T e a análise de variância (ANOVA) utilizando o SPSS versão 11.5. Um valor de p inferior a

0,05 foi considerado significativo.

Ambos os grupos registaram uma redução acentuada da dor, do tamanho da área erosiva e das lesões atróficas, particularmente no primeiro período de acompanhamento, mas não houve uma diferença significativa entre os dois grupos (P>0,05). O mel foi eficaz na cicatrização das lesões ulcerativas (a recuperação média no grupo experimental foi de 69%, enquanto o alívio médio da lesão ulcerativa no grupo de controlo foi de 50%), mas a diferença não foi significativa (P=0,896).

Não foi encontrada nenhuma diferença significativa no tratamento das lesões atróficas e erosivas do LPB através da utilização do mel como tratamento alternativo. No entanto, esta abordagem pode ser eficaz no tratamento de lesões ulcerativas do LPO, embora seja necessária mais investigação com um tamanho de amostra maior.[101]

A apiterapia é a utilização de produtos da abelha melífera, como o mel, o veneno de abelha, o própolis e a geleia real, para fins medicinais[102]. De acordo com o Dr. Stefan Stangaciu, a apiterapia, ou "terapia das abelhas" (da palavra latina "apis" que significa abelha) é definida como "a arte e a ciência do tratamento e da cura holística através da abelha melífera e dos seus produtos para o benefício da humanidade e de todo o reino animal"[102]. As terapias que envolvem a abelha melífera existem há milhares de anos e algumas podem ser tão antigas como a própria medicina humana. A própolis é um material resinoso/sap que é recolhido depois de escorrer da casca e do rebento das árvores. O termo Própolis (cola de abelha) deriva de 'pro' (grego = antes), e 'polis'city baseado no facto de as abelhas utilizarem a própolis para estreitar a abertura das suas colmeias.4 Tem sido caracterizado como um agente antibacteriano, antiviral, anti-inflamatório, antioxidante e anticarcinogénico[103]. Depois de as abelhas terem recolhido o própolis, misturam-no com flocos de cera e a sua saliva na colmeia. Embora as abelhas utilizem a própolis para reforçar as paredes da colmeia e proteger as colmeias de infecções, os seres humanos utilizam estes produtos para reforçar o seu sistema imunitário. A própolis é composta por resina e bálsamos (50-60%), pólen (5-10%) e outros constituintes que são aminoácidos, minerais, vitaminas A, complexo B, bioflavonóides, fenóis e compostos aromáticos. Os flavonóides são compostos vegetais bem conhecidos que possuem propriedades antibacterianas, antifúngicas, antivirais, antioxidantes e anti-inflamatórias. O ácido cinâmico é um ácido branco cristalino, ligeiramente solúvel em água, obtido a partir do óleo de canela ou de bálsamos[104].

Zyada et al (2012) avaliaram a eficácia do gel mucoadesivo tópico contendo própolis no tratamento de pacientes com líquen plano oral atrófico e erosivo e provaram que a própolis mostrou ser um agente farmacológico promissor para inibir a proliferação de células epiteliais e tem efeito anti-inflamatório nestas lesões de líquen plano oral[105].

A curcumina no tratamento de lesões e afecções pré-cancerosas

A curcumina aumenta a propriedade antioxidante local e sistémica com níveis significativos de vitamina C e vitamina E. Também diminui a peroxidação lipídica e os danos no ADN. Por isso, é considerada útil no tratamento da leucoplasia oral e do líquen plano. [106,107,108]

Papel da curcumina no líquen plano oral

A patogénese do LPO envolve a imunidade mediada por células a alterações antigénicas secundárias na membrana mucosa oral, em que a maioria das células e as células de langerhans apresentadoras de antigénio parecem ser os elementos celulares chave na progressão da lesão. As células T matam a célula-alvo através da síntese e da libertação extracelular de proteínas citotóxicas, como a perforina e as granzimas, que produzem poros na membrana das células-alvo, matando assim as células por lise osmótica.

A curcumina demonstrou um efeito imunomodulador que envolve a ativação dos macrófagos do hospedeiro e das células assassinas naturais e a modulação da função mediada pelos linfócitos.[109]

{Um homem de 22 anos de idade apresentou uma queixa de ardor ao mastigar alimentos, tanto no lado direito como no lado esquerdo da mucosa bucal. O doente referiu um agravamento do desconforto e da sensibilidade na mucosa bucal com o consumo de alimentos e bebidas picantes.

No exame intra-oral, não eram evidentes lesões cutâneas para além das linhas queratóticas brancas entrelaçadas (conhecidas como estrias de Wickham) com um bordo eritematoso. Estavam presentes estrias radiantes brancas na mucosa bucal esquerda na área retrocomissural que se estendia da região 23-26. Da mesma forma, as estrias radiantes brancas estavam presentes na mucosa bucal direita, estendendo-se da região 14-17 (Figura 1). As estrias não eram raspáveis e não desapareciam ao estiramento.

Estava presente uma acumulação generalizada de placa bacteriana ligeira a moderada e manchas extrínsecas. Não havia sinais de ulceração.

Foi efectuada a administração sistémica de cápsulas de curcumina. É administrada numa dose dividida em duas partes de 500 mg, duas vezes por dia, durante um período de 4 semanas.

O doente foi chamado todas as semanas para avaliar a resposta da curcumina no seguimento de rotina. Ao utilizar a curcumina na visita de recordação da 1ª semana, o doente relatou uma ligeira diminuição do tamanho da lesão sem sintomas de desconforto à curcumina. Na visita de recordação da segunda semana, verificou-se uma nova melhoria na regressão da lesão. As instruções de higiene oral foram reforçadas.

No final da 3ª semana de acompanhamento, foi pedido ao doente que reduzisse a dose com uma cápsula de 500 mg de curcumina uma vez por dia durante 2 semanas.

Após a 5.ª semana, o doente veio novamente ao serviço para um acompanhamento de rotina. Não havia sintomas de desconforto e nenhum sinal clínico da lesão. Não foi registado qualquer efeito secundário após um mês de utilização contínua de curcumina.

Após um mês, a dose foi novamente reduzida para 250 mg de curcumina durante as duas semanas seguintes.

Em seguida, foi iniciada a aplicação local de pasta de curcumina durante um mês. O tratamento foi interrompido e o doente foi mantido em acompanhamento durante 3 meses.

No seguimento subsequente, durante 3 meses, em ambos os lados da mucosa bucal, não foi observada qualquer evidência de lesão (Figura 2) e o doente não apresentava qualquer sinal de desconforto.[110]

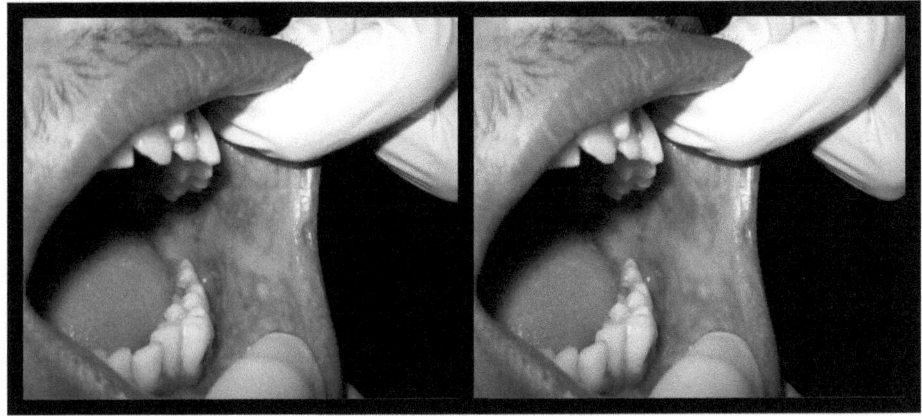

FIG:1   **FIG:2**

ALOE-VERA

O Aloé vera (AV) (Aloe barbadensis Miller) é um membro da família Liliacea. É amplamente utilizada como tratamento natural e terapia alternativa para vários tipos de doenças, e vários estudos sugeriram os benefícios curativos, cosméticos e nutricionais desta planta[111,112,113].

O AV também tem sido utilizado para tratar o líquen plano. Hayes[114] foi o primeiro a utilizá-lo numa doente que registou uma melhoria das suas lesões orais após 4 semanas de terapia. Mais recentemente, em 2008, **Choonhakarn et al.**[115] efectuaram um estudo em dupla ocultação do gel de AV no tratamento do líquen plano. Neste estudo, verificou-se que o AV era eficaz no tratamento do LPO em comparação com o placebo. Os autores referiram que 81% dos doentes tratados com AV registaram melhorias.

N. Salazar-Sa' nchez 2010: Têm sido utilizados diferentes tratamentos na aplicação do líquen plano oral (LPB) sintomático, com resultados variáveis, talvez causados pela natureza refractária da doença. O objetivo deste estudo foi avaliar a eficácia da aplicação tópica de aloé-vera (AV) no líquen plano oral em comparação com placebo. Um total de 64 doentes com LPO foram aleatorizados num estudo em dupla ocultação para AV (32 doentes) ou placebo (32 doentes), numa dose de 0,4 ml (70% de concentração) três vezes por dia. Foi utilizada uma Escala Visual Analógica para a avaliação da dor, com a aplicação de uma escala clínica para a avaliação das lesões, o Oral Health Impact Profile 49 (OHIP-49), e a escala Hospital AnxietyDepression (HAD). Os pacientes foram avaliados após 6 e 12 semanas. Não foram registadas diferenças estatisticamente significativas entre os dois grupos em relação à dor após 6 e 12 semanas. No grupo AV, a remissão completa da dor foi alcançada em 31,2% dos casos após 6 semanas e em 61% após 12 semanas. No grupo placebo, estas percentagens foram de 17,2% e 41,6%, respetivamente. Não se registaram efeitos adversos em nenhum dos grupos.

Em relação à qualidade de vida, foram observadas diferenças significativas entre os dois grupos no domínio da incapacidade psicológica e na pontuação total do OHIP-49, pelo que a aplicação tópica de AV melhora a pontuação total da qualidade de vida em doentes com OLP.

A eficácia da AV em estudos clínicos continua a ser controversa.

Su et al.[116] realizaram um estudo em dupla ocultação para determinar se o AV é capaz de reduzir a incidência, a gravidade e a duração da mucosite induzida pela radioterapia em doentes com cancro da cabeça e do pescoço. Os autores não relataram quaisquer benefícios da adição de AV aos cuidados orais na gestão da mucosite. Para além disso, a utilização de AV no início da radioterapia não melhorou a mucosite nem a qualidade de vida dos doentes em comparação com o placebo.

Hayes[114] descreveu o primeiro caso de tratamento com sumo de AV e creme de AV (75%) numa mulher de 52 anos com lesões de líquen plano na cavidade oral e nas mãos. Após 4 semanas de tratamento, as lesões orais tinham desaparecido, com melhoria das lesões e dos sintomas nas mãos.

Rajar et al.[117] , por sua vez, utilizaram o aloé para tratar o líquen plano vulvar em 34 mulheres durante um período de 2 meses. Cinquenta por cento das doentes tratadas com AV apresentaram uma melhoria clínica após 8 semanas de tratamento, contra apenas uma doente do grupo - sendo a diferença estatisticamente significativa.

Choonhakarn et al.[115] efectuaram um estudo em dupla ocultação para explorar a eficácia do gel de AV no tratamento do LPO. Trataram um grupo de 54 doentes, dos quais metade recebeu AV e a outra metade recebeu placebo. Os doentes aplicaram o tratamento duas vezes por dia durante 8 semanas. Neste estudo, verificou-se que o AV era mais eficaz na aplicação do OLP do que o placebo. Com efeito, 81% dos doentes tratados com AV melhoraram, com remissão completa em 7%, ao passo que na série com placebo apenas 4% dos doentes melhoraram, não tendo sido alcançada a remissão completa em nenhum caso. As provas existentes indicam que o AV utilizado numa variedade de concentrações pode ser eficaz para encurtar a duração da cicatrização de feridas[112].

A quantidade de substância ativa do AV varia em função da idade da planta, das condições de cultivo e de colheita, das partes da planta e dos métodos de extração utilizados.

POTENTILLA TORMENTILLA (Tormentii)

FAMÍLIA- Rosaceae

NOME COMUM - Tormentil

Tormentil no líquen plano oral. Utilizado sob a forma de tintura (um extrato medicinal numa solução alcoólica), esta preparação herbácea reveste as lesões, protegendo-as da irritação provocada pelos alimentos ou pelos compostos presentes na saliva, tal como refere o Dr. Yarnell8. Este remédio não deve ser utilizado nos 30 minutos seguintes à toma de qualquer outro medicamento, uma vez que a erva pode bloquear a absorção de outros medicamentos.[118]

PORTULACA OLERACEA (Beldroega)

FAMÍLIA - Portlaccaceae

NOMES COMUNS -

Purslane, Verdolaga, Pigweed A Purslane contém mais ácidos gordos ómega 3 (ácido alfa-iinolénico em particular) do que qualquer outra planta vegetal de folha. Uma pesquisa publicada por Artemis P. Simopoulos afirma que o Purslane tem 0,01mg/g de ácido eicosapentaenóico (EPA). Esta é uma quantidade extraordinária de EPA para uma fonte vegetal terrestre. O EPA é um ácido gordo Omega-3 encontrado principalmente em peixes, algumas algas e sementes de linho.9Também contém vitaminas (principalmente vitamina A, vitamina e alguma vitamina B e carotenóides), bem como minerais dietéticos, como magnésio, cálcio, potássio e ferro. A beldroega é um tratamento clinicamente eficaz para o líquen plano oral.[118]

A beldroega no líquen plano oral

Farzaneh Agha-HosseinilO et al publicaram um artigo de investigação intitulado "Efficacy of purslane in the treatment vof oral lichen planus" (Eficácia da beldroega no tratamento do líquen plano oral), no qual avaliaram a eficácia da beldroega rica em antioxidantes no tratamento do líquen plano oral, em que os indivíduos foram divididos em dois grupos para receberem beldroega (n = 20) ou placebo (n = 17) durante 3 meses.As avaliações foram efectuadas no início, após 2 semanas e todos os meses durante 6 meses, com base na escala visual analógica (EVA) e na melhoria clínica, incluindo o tipo e o tamanho da lesão.[119]

GLYCYRRHIZA GLABRA (Alcaçuz)

FAMÍLIA - Fabaceae

NOMES **COMUNS - Alcaçuz**

O aroma da raiz de alcaçuz provém de uma combinação complexa e variável de compostos, dos quais o anetol é, no máximo, um componente menor (0-3% do total de voláteis). Grande parte da doçura do alcaçuz provém da glicirrizina, que tem um sabor doce, 30 a 50 vezes superior à doçura do açúcar.

A doçura é muito diferente da do açúcar, sendo menos instantânea e mais duradoura. O isoflaveneglabrene e a isoflavaneglabridina, presentes nas raízes do alcaçuz, são xenoestrogénios[118].

Alcaçuz no líquen plano oral

A raiz de alcaçuz (Glycyrrhiza glabra) ou alcaçuz desglicirrizado (DGL) é um adaptogénio que ajuda os doentes a lidar com a ansiedade e o stress que podem contribuir para o líquen plano oral. Também modula o sistema imunitário. É utilizado sob a forma de tintura, embora os doentes que pretendam evitar o álcool devam utilizar comprimidos mastigáveis de DGL. A raiz de alcaçuz não deve ser utilizada por doentes com hipertensão não controlada ou que estejam a tomar corticosteróides ou outros medicamentos que possam esgotar o potássio, segundo o **Dr. Yarnell.**[119]

TRIPTERYGIUM WILFORDII

FAMÍLIA - Celastraceae

NOMES COMUNS - Trovão deus da videira

Trovão Deus da videira no líquen plano oral

A triptolida, um diterpenotrióxido, é um componente ativo importante dos extractos derivados do Tripterygiumwilfordii. A triptolida tem múltiplas actividades farmacológicas, incluindo anti-inflamatória, modulação imunitária, atividade antiproliferativa e pró-apoptótica[119].

HEPARIN

Foi demonstrado anteriormente que a heparina inibe a hipersensibilidade de tipo retardado em doses muito baixas[120]. Para além dos seus efeitos anticoagulantes, o glicosaminoglicano sulfatado da heparina possui também efeitos antiproliferativos através da interação com factores de crescimento autócrinos de ligação à heparina gerados pelos queratinócitos[121,122] .

A enoxaparina, uma heparina de baixo peso molecular, é amplamente utilizada como agente antitrombótico com muitas vantagens em relação à heparina convencional, tais como uma semi-vida mais longa, um regime de dosagem mais fácil e maior segurança. A enoxaparina em baixa dose, desprovida de atividade anticoagulante, demonstrou ser eficaz in vivo na dermatite de contacto alérgica3 e num estudo preliminar de 10 doentes com LP generalizada[123] .

M.P.STEFANIDOU 1999: Os análogos da heparina em doses baixas têm propriedades antiproliferativas e imunomoduladoras. O objetivo deste estudo foi avaliar o efeito de uma dose baixa de enoxaparina administrada por via subcutânea no líquen plano (LP). Dezoito doentes com vários tipos de LP foram tratados num estudo aberto durante 6±13 semanas. Foram registados dados de eficácia e segurança. Foi observada uma remissão completa em 11 dos 18 doentes (61%) e uma melhoria acentuada em dois (11%). O envolvimento cutâneo generalizado e o LP oral reticulado tiveram a melhor resposta, enquanto no LP do couro cabeludo a resposta foi fraca. A enoxaparina é uma alternativa terapêutica promissora para vários tipos de LP.

O mecanismo pelo qual a enoxaparina pode melhorar a LP é desconhecido. Nas lesões activas de LP, a fibrina e os produtos de degradação da fibrina depositam-se na zona da membrana basal (BMZ) adjacente às áreas de acumulação de linfócitos, sugerindo uma relação entre as linfocinas libertadas e o sistema de coagulação ativado, como se sabe que acontece durante as reacções imunitárias mediadas por células[124] .

Embora a presença de fibrina seja altamente caraterística do LP[125] , ela não é específica, e depósitos idênticos são vistos no lúpus eritematoso e no eczema. Em estudos de imunofluorescência direta no líquen plano pilar do couro cabeludo, verificou-se uma deposição linear de imunoglobulina restrita à BMZ do folículo piloso, sem envolvimento da epiderme adjacente e sem depósitos de fibrina[126] . Se a atividade da enoxaparina na LP fosse primariamente anticoagulante, tal poderia estar de acordo com a resposta insatisfatória do envolvimento do couro cabeludo nos nossos doentes.

No entanto, parece razoável considerar que as pequenas doses de enoxaparina administradas eram desprovidas de atividade anticoagulante.

A heparina é muito semelhante quimicamente ao sulfato de heparina, um componente da matriz extracelular dérmica, e pode atuar como um inibidor competitivo da enzima heparanase, ocupando o seu local de ligação. A heparanase é libertada pelos linfócitos T activados durante a reação inflamatória, tendo-se verificado que está associada à capacidade dos linfócitos T penetrarem na matriz extracelular degradada e migrarem para o tecido alvo.8 Por outro lado, foi sugerido que a heparina inibe a produção do fator de necrose tumoral

[127](A heparina é composta por diferentes moléculas de açúcares sulfatados, pelo que as moléculas de sacarídeos que actuam na patogénese da LP podem ser diferentes das que inibem a coagulação sanguínea.

Um artigo recente sugeriu que o transplante de células estaminais mesenquimais (MSCs) poderia ser considerado para o tratamento do OLP (Ding et al, 2011). Para além das suas capacidades regenerativas, as MSC expandidas em cultura possuem também a capacidade única de modular as respostas imunitárias in vitro e in vivo. Há cada vez mais relatos de MSCs utilizadas no tratamento da DECH crónica refractária, com benefícios particularmente significativos nas lesões orais (Weng et al, 2010; Zhou et al, 2010). No entanto, as características biológicas e imunológicas das MSC da medula óssea de doentes com LPB devem ser investigadas em primeiro lugar e, dada a natureza frequentemente localizada do LPB, não é certo que esse tratamento possa ser totalmente investigado e utilizado de forma eficaz.[127]

TERAPIA BASEADA NA ENERGIA

A cura energética baseia-se na crença de que um curandeiro é capaz de canalizar a energia curativa para a pessoa que procura ajuda através de diferentes métodos: hands-on, hands-off, e distante (ou ausente), em que o paciente e o curandeiro estão em locais diferentes.

1. Campos de energia putativos

Terapias de cura por energia de bio-campo, em que as mãos são utilizadas para dirigir ou modular energias que se crêem poderem curar o paciente:

a. Cura espiritual e cura psíquica,

b. Toque terapêutico, toque de cura, cura esotérica, cura magnética, QiGong, Pranichealing, cura por cristais, acupunctura.[79]

Terapia ou cura com cristais

A terapia com cristais é um antigo processo de cura pseudocientífico que se preocupa em interpretar e tratar os pacientes de forma holística através da disposição correcta dos cristais no corpo e no espaço circundante. Os cristais têm uma força vital que é conhecida como piezoeletricidade. Esta energia funciona amplificando as intenções e a cura e trabalhando para o bem maior de todos os envolvidos. O processo de cura da terapia com cristais é um processo não invasivo, relaxante, natural e agradável. Quer a pessoa acredite ou não nas qualidades físicas de cura dos cristais, o tratamento em si permitirá uma oportunidade para se deitar, relaxar e entrar em contacto com as energias positivas do corpo, para que se possa começar a sentir revigorado, recuperado e sem stress - um excelente método para melhorar a saúde física e mental. Surpreendentemente, há poucas provas observáveis para verificar o insucesso da cura com cristais num nível médico de tratamento. No entanto, os cristais têm sido usados, admirados e apreciados há milhares de anos pela sua excelência estética e pela paz, relaxamento e harmonia que parecem invocar[80].

2. Verdadeira medicina energética

Incluem a magnetoterapia e a fototerapia, coletivamente designadas por terapia electromagnética e radioterapia.

Psoraleno e ultravioleta A (PUVA)

Os PUVA (psoraleno + ultravioleta A) são agentes fotossensibilizadores que se encontram nas plantas. São aplicados ou tomados oralmente para sensibilizar a pele, antes de a expor ao UVA. O PUVA tem sido utilizado eficazmente no tratamento de várias doenças dermatológicas, como o eczema, a psoríase, a micose e o vitiligo. A irradiação ultravioleta em combinação com psoralenos está indicada no tratamento do LPO como

reduz a função das células T supressoras.

Num estudo realizado por Gonzalez et allò, 80% dos doentes com líquen plano tratados com PUVA apresentaram uma resposta positiva. A principal preocupação na utilização da terapia PUVA é o seu potencial carcinogénico e a sua utilização em lesões pré-malignas, como o líquen plano, poderia teoricamente aumentar o risco de cancro. Na Índia, a fotoquimioterapia com radiação solar (PUVASOL) foi considerada eficaz e uma alternativa mais barata.

Sharma e Mishra, no seu estudo, demonstraram que a terapêutica com PUVASOL é mais eficaz do que outros regimes, com náuseas e queimaduras solares a ocorrerem como efeitos secundários em poucos casos[128].

INTERVENÇÕES MENTE-CORPO

Aumenta a capacidade da mente para afetar as funções e os sintomas do corpo. Terapias utilizadas em

a medicina dentária como equilíbrio corpo-mente.[79]

cognitive-behavioral therapy, meditation, prayer, mental healing, yoga and therapies that use creative outlets such as art, music, or dance
Relaxation A state of altered consciousness, a slowing of breath and heart rate.
Meditation -A process of training one's mind to be attentive, to focus in a non analytical way, an attempt to refrain from rumination, as in relaxation.
Hypnosis -The induction of trance states by therapeutic suggestion, a state of altered consciousness.
Imagery
Autogenic Training -Relaxation and self-hypnosis
Aromatherapy
Biofeedback
Psychotherapy
Counselling
Dance and Exercise Movement .
Yoga

Ioga

O ioga é um sistema antigo da filosofia indiana que enfatiza o equilíbrio da saúde física, mental e espiritual. O corpo mortal é composto por terra, ar, água, fogo e espírito. Quando estes elementos estão em equilíbrio, a pessoa sente-se bem de saúde e imune. A abundância ou deficiência de um dos factores pode produzir uma perturbação que se manifesta sob a forma de doença ou dor, que pode ser emocional, mental, física ou espiritual. A prática do Yoga é uma terapia alternativa e um fenómeno moderno que se inspirou no antigo método indiano do Yoga. Inclui a realização de alongamentos como um exercício físico de baixo impacto e é frequentemente utilizado para fins terapêuticos. Os mudras fazem parte do ioga e funcionam normalmente com dedos que são úteis em determinados locais, durante um determinado período de tempo, para provocar a cura e o equilíbrio. O ioga ajuda as pessoas de todo o mundo a relaxar e a melhorar a força e a flexibilidade muscular. Há provas de que o ioga pode ser eficaz contra dores nas costas, tensão arterial, cancro, epilepsia, sintomas relacionados com a menopausa, doenças pediátricas, doenças reumáticas, diminuir a inflamação e muito mais. Numerosos estudos documentaram que o ioga e a meditação podem reduzir o declínio de domínios cognitivos específicos e da estrutura cerebral.[80]

A meditação foi definida em termos gerais como "uma concentração intencional e auto-regulada da atenção, cujo objetivo é relaxar e acalmar a mente e o corpo"[129,130] . Estudos demonstraram que a meditação é útil para reduzir o stress percebido[131] , a ansiedade[131,132] e os sintomas depressivos[133] , melhorar a qualidade de vida, diminuir as perturbações do sono[134] , melhorar vários domínios da cognição, reduzir a ativação simpática e melhorar o tónus cardiovagal[135] , tanto de forma aguda como a longo prazo em populações clínicas e não clínicas. Durante a meditação, os doentes concentram-se na respiração lenta e constante e em manter a mente livre de stress e distração. Alguns utilizam também uma palavra ou ideia desencadeadora para os ajudar a iniciar a prática, enquanto outros podem até combinar orações ou ensinamentos espirituais. Para a maioria dos praticantes, a meditação proporciona um meio gratuito, personalizado e engenhoso de alívio do stress, que pode ser praticado praticamente em qualquer lugar e a qualquer momento. Para outros, esta aplicação pode também ter efeitos de grande alcance para a saúde. Além disso, há cada vez mais provas científicas que sustentam a sua eficácia.

A hipnose é um método de tratamento em que o paciente é levado a um estado alterado de consciência, sendo depois executadas sugestões pormenorizadas para ajudar o paciente a desenvolver a sua saúde e bem-estar. A hipnose tem sido aplicada há muito tempo para ajudar e encorajar os pacientes a deixar de fumar, a perder peso e a tratar a insónia. Além disso, a hipnose é promissora no alívio do stress, no controlo da dor, nas dores de cabeça, nas dores dentárias e no parto.[80]

Aromaterapia

A aromaterapia é um método de medicina alternativa que utiliza materiais vegetais voláteis e aromáticos reconhecidos como óleos essenciais e diferentes compostos aromáticos que têm como objetivo melhorar e alterar a mente, o humor, a função cognitiva ou a saúde de uma pessoa. Os óleos essenciais aplicados na aromaterapia possuem uma composição diferente da de outros produtos manufacturados à base de plantas, uma vez que a destilação aplicada na aromaterapia recupera as fitomoléculas mais leves. Os óleos são cheirados, aplicados externamente ou ingeridos. Outras aplicações da aromaterapia envolvem o controlo da ansiedade e da dor, o aumento da energia vital e a recuperação da perda de memória a curto prazo, o relaxamento e a diminuição da queda de cabelo e da comichão induzida pelo eczema. Na maioria das vezes, não pode ser usado diretamente na pele ou consumido.[80]

Está provado que a epidemia de stress na vida moderna desencadeia doenças inflamatórias da pele. A pele e o sistema nervoso desenvolvem-se lado a lado no ectoderma do feto e permanecem intimamente interligados através da hormona sensorial cutânea. A pele é o maior órgão sensorial do corpo e é vital para a proteção e a saúde. Uma componente psicossomática ou comportamental significativa pode levar a perturbações cutâneas. O relaxamento, a meditação e a hipnose têm um impacto positivo em muitas doenças cutâneas e ajudam a acalmar e a reequilibrar a resposta inflamatória, o que pode melhorar as doenças inflamatórias da pele. O relaxamento da respiração no ioga tradicional, com uma respiração lenta e profunda em vez de uma respiração rápida e superficial, e uma respiração abdominal diafragmática mais lenta melhoram os aspectos psicossomáticos das doenças de pele. A hipnose é a indução intencional, o aprofundamento, a manutenção e a cessação do estado de transe para um objetivo específico. Promove a cura, regula o fluxo sanguíneo e outras funções autónomas que normalmente não estão sob controlo consciente[136]

CONCLUSÃO

A cura alternativa é um campo emergente que apoia o processo de vida. É uma modalidade de tratamento relativamente não tóxica e biocompatível. A saúde holística é uma proposta de vida. Em vez de se concentrar na doença ou em partes específicas do corpo, o método antigo de saúde acima mencionado reconhece a pessoa no seu todo e a forma como comunica com o seu ambiente. Mantém a ligação entre a mente, o corpo e o espírito. O objetivo é obter o melhor bem-estar, onde tudo está a funcionar da melhor forma possível. Com a saúde holística, as pessoas assumem a responsabilidade pelo seu nível pessoal de saúde e as preferências quotidianas são utilizadas para controlar a sua saúde pessoal. Dependendo dos cuidados, uma pessoa pode escolher métodos de cura; pode haver riscos na utilização de tratamentos complementares ou alternativos específicos. O conhecimento e a compreensão da abordagem holística dos tratamentos são ainda um processo em curso e devem ser efectuadas mais investigações a este respeito.[80]

BIBLIOGRAFIA

1. Frubery IM et al. Fitzpatrick's Text book of dermatology in general medicine. Volume 1, página nº 463- 76.

2. DeRossi SS, Ciarrocca KN. Líquen plano, reacções medicamentosas liquenóides e mucosite liquenoide. Dent ClinN Am 2005; 49:77-89

3. Boyd AS, NeldnerKH. Líquen plano. J Am Acad Dermatol 1991; 25(4):593-619.

4. Swift JC, Rees TD, Plemons JM, Hallmon WW, Wright JC. A eficácia do creme de Pimecrolimus a 1% no tratamento do líquen plano oral. J Periodontol 2005;76:627- 35.

5. Gonzalez-Garcia, Diniz-Freitas A, Gandara-Vila M, Blanco-Carrion M, Garcia-Garcia A ,Gandara-Rey. Bochechos com acetonido de triancinolona para o tratamento do líquen plano oral erosivo: eficácia e risco de sobre-infeção fúngica. Oral Diseases 2006. 12(6):559- 65.

6. Mollaoglu N. Líquen plano oral: revisão. Br J Oral & Maxillofac Surg 2000; 38:370-7.

7. DeRossi SS, Ciarrocca KN. Líquen plano, reacções medicamentosas liquenóides e mucosite liquenoide. Dent ClinN Am 2005; 49:77-89.

8. Sugerman PB, SavgeNW. Líquen plano oral: causas, diagnóstico e tratamento. Aust Dent J 2002; 47(4):290-7

9. McCarthy PL, Gerald S, editores. Doenças da mucosa oral. 2a ed. Philadelphia: Lea & Fegiber; 1980. p. 203-10. Bhattacharyya I, Cohen DM, Silverman S Jr. Lesões vermelhas e brancas da mucosa oral. In: Greenberg MS, GlickM, editores. Burket's oral medicine, diagnosis and treatment. 10ª ed. Hamilton, Ontário: BC Decker Inc; 2003. p. 107

11. Sapp JP, Eversole LR, Wysocki GP. Distúrbios imunomediados.Contemporary oral and maxillofacial pathology. 2nd ed.China: Mosby; 2004. p. 257-62.

12. LaeijendeckerR. Líquen plano oral. 2005: Capítulo 1: 19-20.

13. HuberMA. Líquen plano oral. Quintessence Int 2004; 35:731-52.

14. Silverman S Jr, Gorsky M, Lozada-Nur F, Giannotti K. Um estudo prospetivo dos achados e do tratamento em 214 pacientes com líquen plano oral.Oral Surg Oral Med Oral Pathol 1991; 72:665-70.

15. Scully C, Beyli M, Ferreiro MC, Ficarra G, Gill Y, Griffiths M et al. Atualização do líquen plano oral: etiopatogénese e tratamento. CritRev Oral Biol Med 1998; 9(1):86- 122.

16. Shafer WG, Hine MK, Levy BM, editores, A Text Book of Oral Pathology. 4a ed. Philadelphia

(PA): W.B. Saunders and Company; 1993. p. 808-14.

17. Neville, Damm, Allen, Bouquot. Patologia oral e maxilofacial, 3rd Edn. Página nº

18. Scully C, El-Kom M. Líquen plano: revisão e atualização da patogénese. J Oral Pathol 1985; 14:431-58.

19. Samuel L, Moschella MD, Harry J, Hurley MD. Moschella and Hurley - Dermatology, 3rd edn , vol 1, page- 629-37.

20. Roopashri MR, Gondalekar RV, Shashikanth MC, George J, Thippeswamy, Shukla A. Patogénese do líquen plano oral - uma revisão. J Oral Pathol Med 2010;39:729-34.

21. Carrozzo M, Gandolfo S. The management of oral lichen planus.Oral Diseases 1999; 5:196-205.

22. Arndt KA. Líquen plano. In: Fitzpatrick TB, Eisen AZ, Wolft K, Dermatology in generalmedicine. Vol II, Nova Iorque: McGrawHill,1993:1134-44.

23. Porter SR, Kirby A, Olsen I, Barrett W. Immunologic aspects of dermal and oral lichen planus: a review. Oral Surg Oral Med Oral Pathol Oral Radiol Endod 1997; 83:358-66.

24. BailoorDN, NageshP. Modelo biopsicossocial de doença e medicina oral. In: Bailoor DN, Nagesh KS, editores. Fundamentals of oral medicine and radiology (Fundamentos de medicina e radiologia oral). Nova Deli: Jaypee Brothers Medical Publishing Ltd; 2005. p. 343.

25. Lowental U, Pisanti S. Líquen plano oral de acordo com o modelo médico moderno. J Oral Med 1984; 39(4):224-

26. Edwards P, Kelsch R. Líquen plano oral: Apresentação clínica e tratamento. J Can Dent Assoc 2002;68(8):494-9.

27. Koray M, Dulger O, Ak G, Horasanli S, Ucok A, Tanyeri H, Badur S. A avaliação da ansiedade e dos níveis de cortisol salivar em pacientes com líquen plano oral. Oral Dis 2003; 9:298-301.

28. Finn K, Goransson K, Winckler L. Líquen plano oral e alergia de contacto ao mercúrio. Int J Oral Surg 1982;

29. Lind PO. Reacções liquenóides orais relacionadas com restaurações de compósito. Ata Odontol Scand 1988;46:63-5.

30. Lamey PJ, McCartan BE, MacDonald DG, MacKie RM. Autoanticorpos citoplasmáticos de células basais em reacções liquenóides orais. Oral Surg Oral Med Oral Pathol Oral Radiol Endod 1995; 79:44-9.

31. Rasi et al. Eficácia do metronidazol oral no tratamento do líquen plano cutâneo e mucoso.

Revista de medicamentos em dermatologia 2010.

32. Lundstrom IMC, Anneroth GB, Holmberg K. Candida em pacientes com líquen plano oral. IntJ Oral Surg 1984; 13:226-38.

33. Lodi G, Scully C, Carrozzo M, Griffiths M, Sugerman PB, Thongprasom K. Current controversies in oral lichen planus: report of an international consensus meeting. part 1.

34. Jontell M, Watts S, Wallstrom M, Levin L, Sloberg K. Human papilloma virus in erosive oral lichen planus. J Oral Pathol Med 1990; 19:273-7.

35. Eisenberg E, KrutchkoffDJ. Lesões liquenóides da mucosa oral: critérios de diagnóstico e sua importância na alegada relação com o cancro oral. Oral Surg Oral Med Oral Pathol 1992; 73:699-70462. Kovesi G, Banoczy J. Estudos de seguimento do líquen plano oral. IntJ Oral Surg 1973;2:13- 9.

36. Lodi G, Porter SR. Infeção pelo vírus da hepatite C e líquen plano: uma breve revisão. Oral Dis 1997; 3:77-81.

38. Lamey PJ, Gibson J, Barclay SC, Miller S. Síndrome de Grinspan: um fenómeno induzido por medicamentos? Oral Surg Oral Med Oral Pathol 1990; 70:184-5.

39. Borghelli RF, Pettinari IL, Chuchurru JA, Stirparo MA. Líquen plano oral em pacientes com diabetes: um estudo epidemiológico. Oral Surg Oral Med Oral Pathol 1993; 75:498-500.

40. Lundstorm IMC. Incidence of diabetes mellitus in patients with oral lichen planus.Int J Oral Surg 1983; 12:147 41.Regezi JA, Sciubba JJ, Jordan RCK, editores. Oral pathology: clinical pathologic correlations. 4ª ed., St. StLouis, Missouri: W.B. Saunders Company;

2003. p. 92-7.

42. Mattila R, Syrjanen S, Caspase cascade pathway in apoptosis of oral lichen planus (Via da cascata da caspase na apoptose do líquen plano oral). Oral Surg Oral Med Oral Pathol Oral Radiol Endod 2010;110:618-23.

45. Axell T, Rundquist L. Líquen plano oral - um estudo demográfico. Community Dent OralEpidemiol 1987; 15:52-6.

46. Piboonniyom S, TreisterN, Pitiphat W, Wo S. Sistema de pontuação para monitorizar lesões liquenóides orais: um estudo preliminar. Oral Surg Oral Med Oral Pathol Oral Radiol Endod 2005; 99:696-703.

47. Dusek JJ, Frick WG. Líquen plano: manifestações orais e tratamentos sugeridos. Associação Americana de Associação Oral e Maxilofacial 1982; 240-3.

48. Salman SM, Kibbi AG, Zaynoun S. Líquen plano actínico. um estudo clinicopatológico de 16 doentes. J Am Acad Dermatol 1989; 20:226-31.

1.1. Lodi G, Scully C, Carrozzo M, Griffiths M, Sugerman PB, Thongprasom K. Controvérsias actuais no líquen plano oral: relatório de uma reunião de consenso internacional. Parte 2. Gestão clínica e transformação maligna. Oral Surg Oral Med Oral Pathol OralRadiol Endod2005; 100:164-78.

1.2. Rajendran R. Diseases of the skin In: Rajendran R, sivapathasundharam B. Shafer's text book of oral pathology (6th ed) Elsevier: New Delhi, India 2006;799-803.

1.3. Epstien JB et al.Oral lichen planus: progress in understanding its malignant potential and the implications for clinical management. Oral Surg Oral Med Oral Pathol Oral Radiol Endod 2003;96:32-7.

52. Kaugars GE, Svirsky JA. Uma atualização sobre a transformação displásica/carcinomatosa do líquen plano oral. J Oral Med 1982; 37(3):75-9.

53. Norman K Wood & Paul W Goaz. Differential diagnosis of maxillofacial lesions.5th edn, Elsevier, page no 96.

54. Prabhu SR et al. Oral disease in the tropics Delhi, Oxford University Press, 1993; 417-22.

55. .A1-Hashimi I, Schifter M, Lockhart PB, Brennan M, Migliorati CA, Axell T etal. Líquen plano oral e lesões liquenóides orais: considerações diagnósticas e terapêuticas. Oral Surg Oral Med Oral Pathol Oral Radiol Endod 2007; 103(suppl l):S25.el-S25.el2).

56. Sumairi B. Ismail, Satish K.S. Kumar, Rosnah B. Zain. Líquen plano oral e reacções liquenóides: etiopatogénese, diagnóstico, tratamento e transformação maligna. Raghu AR, NirmalaNR, Sreekumaran N. Direct immunofluorescence in oral lichen planus and oral lichenoid reactions. Quintessence Int2002; 33:234-9.

59. Ingafou M, Leao JC, Porter SR, Scully C. Líquen plano oral: um estudo retrospetivo de 690 doentes britânicos. Oral Diseases (2006) 12,463-468.

61. HuberMA. Líquen plano oral. Quintessence Int2004; 35:731-52.

63. McCreary CE, McCartan BE. Tratamento clínico do líquen plano oral.Br J Oral & Maxillofac Surg 1999; 37:338-43.

64. Eisen D. Therapy of Oral Lichen Planus Crit Rev Oral Biol Med 1993;4(2):141-58.

65. Lu SY, Chen WJ, Eng HL. Resposta dramática ao levamisole e à dose baixa de prednisolona em 23 pacientes com líquen plano oral, um estudo prospetivo de acompanhamento de 6 anos. Oral

Surg Oral Med Oral Pathol Oral Radiol Endod 1995; 80:705-99.

66. Sun A, Chiang CP. Levamisol e/ou ervas medicinais chinesas podem modular o antigénio associado ao carcinoma de células escamosas no soro de pacientes com líquen plano oral erosivo. J Oral Pathol Med 2001; 30:542-8.

67. Lozada F. Prednisona e azatioprina no tratamento de pacientes com doenças orais vesiculoerosivas. Oral Surg 1981; 52(3):257- 60.

1. ...Buajeeb W, Kraivaphan P, Pobrurksa C. Efficacy of topical retinoic acid compared with topical fluocinolone acetonide in the treatment of oral lichen planus. Oral Surg Oral Med Oral Pathol Oral Radiol Endod 1997; 83:21-5.

70. Hersle K, Mobacken H, Sloberg K, Thilander H. Líquen plano oral grave: tratamento com um retinoide aromático (etretinato). Br J Dermatol 1982;106:77-80.

71. Eisen D. Hydroxychloroquine sulfate (Plaquenil) improves oral lichen planus: an open trial. J Am Acad Dermatol 1993; 28:609-12.

72. Bogaert H, Sanchez E. Líquen plano: tratamento de trinta casos com fenitoína sistémica e tópica. Int J Dermatol 1990; 29:157-8.

73. Nolan A, Badmiton J, Maguire J, Seymour RA. Eficácia do ácido hialurónico tópico no tratamento do OLP. J Oral Pathol Med 2009;38:299-303.

74. Vedtofte P, Holmstrup P, Hansen EH, Pindborg JJ. Tratamento cirúrgico de lesões pré-malignas da mucosa oral.Int J Oral Maxillofac Surg 1987; 16:656-64.

75. Horch HH, Gerlach KL, Schaefer HE. Cirurgia com laser de CO2 em lesões orais pré-malignas. Int J Oral Maxillofac Surg 1986; 15:19-24.

76. Taub AF. Terapia Fotodinâmica: OtherUses. Dermatol Clin 2007; 25:101-109.

Lundquist G, Forsgren H, Gajecki M, Emtestam L. Photochemotherapy of oral lichen planus. Um estudo controlado.Oral Surg Oral Med Oral Pathol Oral Radiol Endod 1995; 79:554-8.

77. Delavarian Z et al. The evaluation of psychiatric drug therapy on OLP patients with psychiatric disorders.Med Oral Patol oral CirBuccal 2010;15(2):e22-7.

78. Xiong C et al. A eficácia da injeção tópica intralesional de BCG-PSN no tratamento do líquen plano oral erosivo: um ensaio controlado aleatório.J Oral Pathol Med 2009;38(7):551-8.

79. Medicamentos alternativos e suas aplicações em odontologia - uma breve revisãoTnternational Journal ofPharmaceutical and Chemical Sciences.Vol. 2 (2) Apr- Jun 2013

80. TERAPIAS ALTERNATIVAS DE CURA NO SERA ACTUAL. Kumar Anand et al / Int. J.

Res. Ayurveda Pharm. 5(3), maio - junho 2014

81. 4. Eskinazi DP. Factores que determinam a medicina alternativa. JAMA 1998; 280:16:21-3.

82.5. Classificação das práticas de medicina alternativa. Centro Nacional de Medicina Complementar e Alternativa. Disponível em: URL:http://nccam.nih.gov.

83.6. Angell, M, Kassirer, JP. Alternative medicine - the risks of untestedand unregulated remedies (Medicina alternativa - os riscos de remédios não testados e não regulamentados). N Engl J Med 1998; 339:839-41.

84 Jarvis WT. citado em: Berry, JH. Ênfase. Questionable care : what can be done aboutdental quackery? JADA 1987; 115:679-85.

85 Associação Dentária Holística. Odontologia Holística-Alternativa. Disponível em: URL: http://www.holisticdental.org.

86 Dolman, B. Holistic dentistry: filosofia baseada em princípios ou fraude? J Can Dent Assoc 1997; 63:241

87 Odontologia holística [Cartas ao editor]. J Can Dent Assoc 1997;63:416-8, 468.

88 Medicina tradicional chinesa e doenças orais: hoje e amanhã.Oral Diseases (2011)

89 Odontologia não convencional: Parte IV.Práticas e produtos dentários não convencionaisJ Associação de Dentistas do Canadá 2000; 66:564-8

1.1 Ignatia no tratamento do líquen plano oral - InstituiçãoDepartamento de Medicina Oral, Universidade de Ciências Médicas de Teerão, Faculdade de Medicina Dentária, Teerão, Irão.

91 Tratamento homeopático de pacientes com psoríase - um estudo observacional prospetivo com 2

anos de acompanhamento - Instituto de Medicina Social, Epidemiologia e Economia da Saúde, Charité

Centro Médico Universitário, Berlim, Alemanha.

92 Cúrcuma - Uma nova opção de tratamento para o líquen plano: Um estudo piloto.Jornal Nacional de Cirurgia Maxilofacial | Vol 4 | Edição 2 | Jul-Dez 2013

93 Dentisteria não convencional: Parte I. IntroduçãoCan Dent Assoc 2000; 66:323-6

94 Liu J, Ni L. Acupunctura em medicina dentária. JNJ Dent Assoc 1974;45:16-8.

95 Medicina tradicional chinesa: Uma introdução. Disponível em: http://www.medlineplus.gov.

[Última atualização em 2014 Set 03].

96 Sharma RA, Gescher AJ, Steward WP. Curcumin: A história até agora. Eur J Cancer 2005;41:1955-68

97 Benefícios terapêuticos do manjericão sagrado (Tulsi) na medicina geral e oral: A

Revisão: Bhateja Sumit et al / IJRAP 3(6), Nov - Dez 2012

98 Medicamentos alternativos e suas aplicações em odontologia - uma breve revisão.

99 Honey in Medicine.Bee Product Science, www.bee-hexagon.net fevereiro de 2014

100 Abdellah, F; Abderrrahim, L (2010) Honey in gastrointestinal disorders, In Boukraa, L (ed.) Honey in Traditional and Modern Medicine, CRC Press Taylor and Francis Group; pp 160-186

101 Efeito do mel de cedro no tratamento do líquen plano oral. Jornal iraniano de otorrinolaringologia, Vol.26 (3), número de série 76, julho de 2014

102 Ahuja A,Ahuja V.Apiterapia - Uma abordagem doce para doenças dentárias.Parte 1:Mel,J AdvZDentRes 2010Oct:1(1):81-86

103 Ahuja V,Ahuja A. Uma abordagem doce às doenças dentárias.Parte IEPropolisJ Adv.Dent Res 2011May;2(2):1-7

104 Rathod s,Brahmenkar r,Kolte A.Propolis:A natural remedy:Indian journal ofDental Research and Review 2011

105 Zyada MM, EJ-Said Elewa M, El-Maedawy S, El-Sharkawy-H. Eficácia do gel mucoadesivo tópico contendo própolis no tratamento de pacientes com líquen plano atrófico e erosivo: Estudo clínico e imunohistoquímico. Egipto Dent Assoc 2012;(58)1-3

106 Rai B, Kaur J, Jacobs R e Singh J. Possible action mechanism for curcumin in precancerous lesions based on serum and salivary markers of oxidative stress. J oral Sci, 52, 2010, 251-256.

107 . Nagpal M e Sood S. Papel da curcumina na saúde sistémica e oral, uma visão geral. Jornal de ciências naturais, biologia e medicina, 4(1), 2013, 3-7.

108 . Chaturvedi TP. Usos da curcuma em medicina dentária, uma atualização. Indian J Dent Res, 20, 2009, 107-9

109 . Singh V, Pal M, Gupta S, Tiwari SK, Malkunje L e Das S. Curcuma - Uma nova opção de tratamento para o líquen plano, um estudo piloto. Natl J MaxillofacSurg, 4(2), 2013

110 A magia da terapia com curcumina à base de ervas no líquen plano oral recorrente. American Journal ofEthnomedicine, 2014, Vol. 1, No. 1, 096-101

111 . Shelton RM. Aloé vera; as suas propriedades químicas e terapêuticas. Int J Dermatol 1991; 30: 679-83.

112 . Klein AD, Penneys NS. Aloé vera. J Am Acad Dermatol 1988; 18: 714-20.

113 Duansak D, Somboonwong J, Patumraj S. Effects of aloe vera on leukocyte adhesion and TNF-alpha aHayes SM. Lichen planus - relato de um tratamento bem sucedido com aloé vera. Gen Dent 1999; 47: 268-72.nd IL-6 levels in burn wounded rats. Clin Hemorheol Microcirc 2003;

114 . Hayes SM. Líquen plano - relato de um tratamento bem sucedido com aloé vera. Gen Dent 1999; 47: 268-72.

115 . Choonhakarn C, Busaracome P, Sripanidkulchai B, Sarakarn P. A eficácia do gel de aloé vera no tratamento do líquen plano oral: um ensaio aleatório controlado. Br JDermatol 2008; 158: 573-7.

116 . Su CK, Mehta V, Ravikumar L, et al. Estudo aleatório duplamente cego de fase II comparando aloé vera oral versus placebo para prevenir a mucosite relacionada com a radiação em doentes com neoplasias da cabeça e pescoço. Int J Radiat Oncol Biol Phys 2004; 60: 171-7.

117 . Rajar UD, Majeed R, Parveen N, Sheikh I, Sushel C. Eficácia do gel de aloé vera no tratamento do líquen plano da vulva. J Coll Physicians Surg Pak 2008; 18: 612-4.

118 . A magia da terapia com curcumina à base de ervas no líquen plano oral recorrenteAmerican Journal ofEthnomedicine, 2014, Vol. 1, No. 1, 096-101

119 . Eficácia do Aloé vera tópico em pacientes com líquen plano oral: um estudo aleatório em dupla ocultação.J Oral Pathol Med (2010) 39: 735-740

120 . Ingber A, Trattner A, Cohen IR, Mekori YA. Low doses oflow molecular weight heparin in vivo inhibit the elicitation of contact hypersensitivity. Ata Derm Venereol (Stockh) 1994; 74:

454±6.

121 . Pillai S, Gilliam L, Conrad HE, Holleran WM. Heparin and its nonanticoagulant analogues inhibit human keratinocyte growth without inducing differentiation. J Invest Dermatol 1994; 103:647±50.

122 Piepkorn M, Pittelkow MR, Cook PW. Autocrine regulation of keratinocytes: the emerging role ofheparin-binding, epidermalgrowth fator-related growth factors. J Invest Dermatol 1998;111: 715±21.

123 . Hodak E, Yosipovitch G, David M et al. A heparina de baixo peso molecular em dose baixa (enoxaparina) é benéfica no líquen plano: um relatório preliminar. J Am Acad Dermatol 1998; 38: 564±8.

124 Sipka S, Szilagui T. Mechanisms responsible for increased vascular permeability, fibrin deposits and chemotaxis in delayed hypersensitivity reactions (Mecanismos responsáveis pelo aumento da permeabilidade vascular, depósitos de fibrina e quimiotaxia em reacções de hipersensibilidade retardada). Br J Dermatol 1977;

97: 469±70.

125. Varelzidis A, Tosca A, Perissios A, Capetanakis J. Immunohistochemistry in lichen planus. Dermatologica 1979; 159:137±44.

126. Ioannides D, Bystryn JC. Anomalias de imunofluorescência no líquen plano pilar. ArchDermatol 1992; 128: 214±16.

127. Cahalon L, Lider O, Schor H et al. Heparin disaccharides inhibit tumor necrosis fator-a production by macrophages and arrest immune inflammation in rodents. Intern Immunol 1997; 9:1517±22.

128. Eficácia do Aloé vera tópico em doentes com líquen plano oral: um estudo aleatório em dupla ocultação.J Oral Pathol Med (2010) 39: 735-740

129. Levine AS, Balk JL. Yoga e melhoria da qualidade de vida em pacientes com cancro da mama: uma revisão da literatura. Int J Yoga Therap 2012; 7: 95-99.

130. Dorland WAN. Dicionário Médico Ilustrado de Dorland. 32nded Philadelphia: Saunders; 2012. p. 2147.

131. SchneiderRH, Walton KG, Salerno JW, Nidich SI. Prevenção de doenças cardiovasculares e promoção da saúde com o programa de meditação transcendental e cuidados de saúde baseados na consciência de Maharishi.Ethn Dis 2006; 16(3 suppl 4): S4-S15- S26.

132. Waelde LC, Thompson L, Gallagher Thompson D. Um estudo-piloto de uma intervenção de ioga e meditação para o stress do prestador de cuidados a pessoas com demência. Journal of Clinical Psychology 2004; 60(6): 677-687.

133. Lane JD, Seskevich JE, Pieper CF. Um breve treino de meditação pode melhorar a perceção do stress e do humor negativo. Terapias Alternativas em Saúde e Medicina 2007; 13(1): 3844.

134. Innes KE, Vincent HK, Taylor AG. Stress crónico e índices de risco de doenças cardiovasculares relacionados com a resistência à insulina, parte Imeurophysiological responses and pathological sequelae. Terapias Alternativas em Saúde e Medicina 2007; 13(4): 46-52.

135. Curiati JA, Bocchi E, Freire JO, Arantes AC, Braga M, Garcia Y, etal. A meditação reduz a ativação simpática e melhora a qualidade de vida em pacientes idosos com insuficiência cardíaca tratada de forma otimizada: um estudo prospetivo randomizado. J Altern Complement Med

2005;ll(3): 465-72.

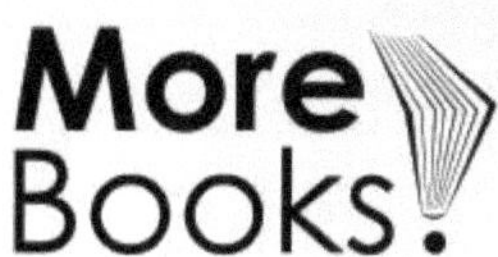

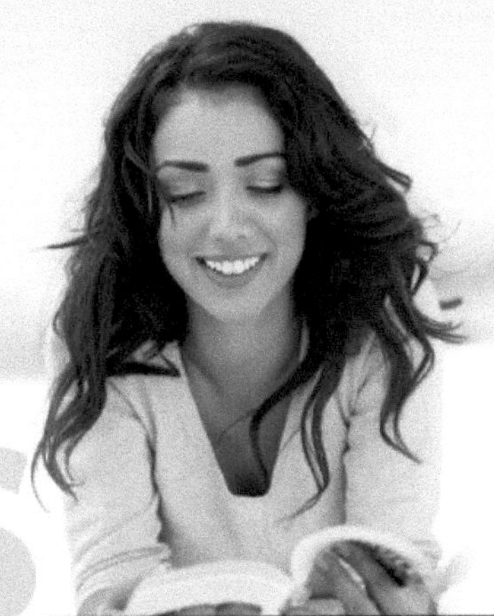

I want morebooks!

Buy your books fast and straightforward online - at one of world's fastest growing online book stores! Environmentally sound due to Print-on-Demand technologies.

Buy your books online at
www.morebooks.shop

Compre os seus livros mais rápido e diretamente na internet, em uma das livrarias on-line com o maior crescimento no mundo! Produção que protege o meio ambiente através das tecnologias de impressão sob demanda.

Compre os seus livros on-line em
www.morebooks.shop

info@omniscriptum.com
www.omniscriptum.com

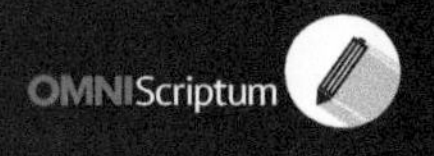

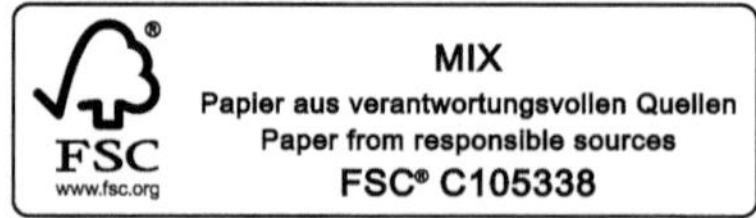

Printed by Books on Demand GmbH, Norderstedt / Germany